药证相应辨识录

薛胜利　彭素识　主编

北方联合出版传媒（集团）股份有限公司

辽宁科学技术出版社

图书在版编目（CIP）数据

药证相应辨识录 / 薛胜利，彭素识主编 .—沈阳：
辽宁科学技术出版社，2024.5
ISBN 978-7-5591-3376-2

Ⅰ . ① 药… Ⅱ . ① 薛… ② 彭… Ⅲ . ① 中国医药学
Ⅳ . ① R2

中国国家版本馆 CIP 数据核字（2024）第 018775 号

出版发行：辽宁科学技术出版社
　　　　　（地址：沈阳市和平区十一纬路 25 号　邮编：110003）
印　刷　者：辽宁新华印务有限公司
经　销　者：各地新华书店
幅面尺寸：170mm×240mm
印　　张：12.5
字　　数：300 千字
出版时间：2024 年 5 月第 1 版
印刷时间：2024 年 5 月第 1 次印刷
责任编辑：丁　一
封面设计：刘冰宇
版式设计：袁　舒
责任校对：康　倩
书　　号：ISBN 978-7-5591-3376-2
定　　价：88.00 元

联系电话：024-23284363　15998252182
E-mail：191811768@qq.com

前言

我们把此书献给喜爱研究中医的读者，相信这本书能拓展诸君的医学思维，提升医学境界。

医者如同一个精密设备的维修工，只有全面掌握这台精密设备的构造、运行原理，并具有一定的维修经验，才能够知道设备运行故障发生在哪里，如何进行维修维护和保养，确保设备无故障运行，实现全寿命的保障周期。医者亦如此，作为一名医生，唯有全面熟悉掌握人体生理、病理，能够洞悉人体运行机理，在临床实践中能够把理法方药融为一炉，具有一定的医疗经验，才能够做到对人体的病理、生理整体观察，系统论治，做到药证相应，手到病除，恢复人体的健康。

这本书名曰《药证相应辨识录》，是一部专题介绍临床证治方法的简要读本。药证相应，有是证，用是药，最为关键的是临床认证，唯有认证精准，做到认证落地，药用治疗才能取得实效。如何来认证？传统医学"望闻问切""阴阳表里寒热虚实"四诊八纲，它是一个诊治工具，如同战士手中的武器，一个未经训练的新兵和一个神枪手绝不一样，问题的关键不是枪，而是用枪人的真本事。使用医学诊治工具，关键在于理解和掌握医学的真知识，发现和应用正确的医学方法。本书从《黄帝内经》关于脏腑营卫气血周循环的经文中找到了生理密码，定义为人体脏腑营血周循环。它不同于心、肝、脾、肺、肾，火、木、土、金、水阴阳五行的相生相克的辨识方法，它基于人体神经与脏腑有机融合的整体结构所建立的"药证相应，有是证，用是药"的一种新的医学方法。人体脏腑营血周循环，其顺序为胃肠消化道食物分解代谢→食物营养成分进入肝门静脉贮存→肝脏合成代谢（胰脏胰腺生化平衡）→肾脏血液净化代谢（命门内分泌激素同时融入血液循环）→心肺血液循环代谢→心包三焦血液微循环代谢→脾脏静脉血液分解代谢→血液有用元素循环转入肝门静脉贮存。人体血液循环代谢以肝脏合成代谢为起点，血液元素供给源头有两个，一个是胃肠道分解代谢的血液营养原料供给，一个是脾脏静脉血液分解代谢的血液元素供给。人体血液循环代谢，以脾脏固摄静脉血液并提纯静脉血液元素供给肝脏再次循环为终点。这样，人体生理机能形成了以肝脏合成代谢为起点，经肾脏、心肺、心包三焦、静脉血液到达脾脏为终点。静脉血液经脾脏提纯，再转疏运给肝脏，肝脏以胃肠道的营养元素和脾脏的血液元素为原料，新一轮血液合成代谢再启动，运行不休，周而复始，如环无端。

人体脏腑营血周循环，从表象看是脏腑功能，实质上，是人体神经系统、内分泌系统、脏腑系统、血液循环及细胞新陈代谢系统的有机一体的整体结构，即传统中医学的营卫气血三焦经络相互融合、协同一致的运行机理。如果把人体分解开来，解剖拆卸，单独辨识其功能，那么，哪一个器官或哪一个结构都不能完整准确地反映人体生理机能。通过发现和采用人体脏腑营血周循环的诊治方法，可以准确把握和辨认出人体脏腑十二经络的循环运行状态。人体卫气营血三焦"昼夜运行五十周""昼行于体表""夜归太阴"；十二经络中的六对阴阳相互依存、相互制衡。人体卫气营血阴阳平衡，才能够可持续保持脏腑营血周循环的通畅，即现代医学所表述的内环境动态平衡。平衡则康，失衡则病。《黄帝内经》曰："阴平阳秘，精神乃治。""谨察阴阳，以平为期。"为此，本书的各章节以人体脏腑营血周循环的生理机能为理论支撑，核心内容阐述"药证相应，有是证，用是药"的医学方法。战士要学会用枪，医生要掌握医学方法。

中华传统医学植根于传统文化。《易经》阴阳的自然哲学思维方法是中医学的理论指导和应用指南，中医阴阳理念贯穿于整个中医学的理法方药体系。中医养生在《黄帝内经》中被列为上古天真论的首篇，医学主张天地人合一，奉行天地人自然之道，有着极其鲜明的自然哲学色彩，中医传统医学深深植根于中华传统文化沃土之中。中国传统文化核心是道。道者，天地人的自然规律与行为法则也。本书将中医养生、中医阴阳列为开篇第一章和第二章，旨在尊道奉行。

医学宗旨在于治病救人，伪造医书是在戕人性命。本书医学心得均由临床诊治经验中总结提炼出来，书中药证相应诊治方法所列举的循经用药中的各种药味，悉数经本人服用体察。书中第八章所载的药证相应用药方法，确有临床诊治实效。

我与好友薛胜利医生相邻而居，他是一位中西医兼修，有着四十余年临床经验的主任医师。机缘巧合，薛胜利医生成为我的良师益友，我虚心求教，他悉心解惑，我们一起度过许多不眠之夜。薛老师带着我积极探索，形成了中西医融合的系统知识，他是我终生的老师。他支持我写书，无奈他临床工作繁忙，无暇动笔耕耘，但是我知道，这本书的医学创新理论及其诊治方法，都是在学习讨论中逐渐成熟的，我只是用笔把它记录出来，这是老师对学生多年传授的一个成果，他是本书的第一著者，我为能与他一同署名出版这部书籍，深感荣幸之至。

本书以中华传统医学为宗，以现代生理病理为用，中西融合，另辟蹊径，荆棘趟路，始见一缕真理的光亮。因本人学识有限，书中瑕疵不少，且存在一定假说，一些观点和基础内容尚待商榷，敬请医学同人指教，不胜感激。

彭素识于沈阳寓所

2023年7月29日

目录

第一章　医学养生

魏晋·嵇康《养生论》："清虚静泰，少私寡欲。"

孙思邈："善养性者，则治未病之病。"

《管子·牧民》篇："惟有道者，能避患于未形，故祸不萌。"

《黄帝内经》："是故圣人不治已病治未病。"

一、认识人的生命

认识人的生命，应当从人体解剖室这个纯粹的医学狭隘空间中跳出来，观察天地万物，拓展思维空间，才能够准确认知和把握生命。

在自然界，人与其他动物的本质区别，是认识自然与改造自然的能力。其他动物，依赖先天遗传本能生存，它们的生理脑很发达，天上飞的、陆地跑的、水里游的，其生存本能是与生俱来的，世代更迭不变。动物们的大脑，即后天学习的思维脑，很有限，在它们的情感世界中，唯有血缘天性的爱和对种族遗传生命的爱。这种爱，为自然生物所共有，唯有爱，造就了天地间万千的自然生命形态。人的大脑与其他动物存在质的区别：先天生成的以脑干脊椎为主体的生理脑，很脆弱；而后天通过学习成长成熟的思维脑很发达。人体的生理脑与其他脊椎类动物相同，它先天具有"吃饭，消化，种类繁衍，维护生命体征"的生理本能，但是人类的生理脑却十分柔弱娇贵，在人的生理需求内环境中，需要冷暖适中，饮食营养适中，生存条件与生理需求相适应。人的高级，在于后天学习成熟的思维脑异常发达。每个人通过后天学习、认知、记忆、抽象思维、理性思辨，不断地通过脑神经细胞突触连接，形成系统知识并逐渐完善，具有了独立人格的思想与行为能力，具备了一定智慧的劳动创造能力，并以这种脑力成熟的能力参与到社会实践活动中，通过对人文环境改造，不断地更新建设人类地球家园，不断地改善和提高人类的生活，使之更加美好，这成就了人类生活的基本方式。人类是在后天学习和不断实践的社会进步中得到改造和进化的。在社会实践中，人的脑神经细胞接收到的新的知识信息，通过电信号刺激，神经元连接，有形知识储备，不断完善更替新的知识体系。人类后天思维脑的开发再造，成为人类社会进步的智慧源泉。这是人类后天学习的智慧能力与其他动物先天存在的生存本能的本质区别。人的后天思维脑的学习开发能力——方法与知识储备，也是人与人之间的最大区别，这个差距在人类劳动创造价值上体现得最为明显，人与人的价值存在比较，有着天壤之别。由此可见，人类在自然界的进化，完全依赖于后天思维脑的开发应用，在后天的学习与实践中，谁的脑力开发愈强大，知识能力就越强大，心智就越开化。人类的知识积累，源于对天地自然规律的学习掌握和运用。宇宙天地的自然规律即真理，"因真理得自由而服务"，这是人类种群不断进化的本能。

人的生理脑的先天柔弱娇贵，与后天思维脑的强大的学习能力，正好与其他动物相反，这样一个不对称的脑神经生理结构体，构成了人的神经生理特质。思维脑的开发、利用以及代代劳动创造的知识叠加、更新与传承，让人类成为宇宙精灵。但是，人的思维脑的强势又是一把双刃剑，正因为人的思维无限广阔，人的精神世界无限广大，感情生活异常丰富多彩，对遭遇到的精神磨难也异常敏感，烦恼也无穷无尽。思维脑的发达，生理脑的娇贵，使人的生理与心理经不起磨难打击，凸显出人的灵魂的脆弱与肉体的不堪一击。人与其他动物相比较，在人类社会中，医疗在任何时候都显得十分重要，医院成为人类生存的标配，这又是人类社会所特有的。

人在家庭和社会的不同境遇中生存，体验在唯有自己灵魂所能感知的精神世界里。人的灵魂感知与社会宣教比较，自主灵魂感知的能量场强大，社会宣教虽然能够对人的思想起到一定的教化作用，但是不能入脑入心地感化，容易被人忽视、遗忘、排斥，唯有自主灵魂的感知，才能在神经记忆中留有终生印记。人的生命是灵与肉的互为一体，人的品行和人格塑造，完全取决于人的灵魂自由和思想的独立。正是因为每个人对人世间喜怒哀乐悲欢离合的境遇感知不一样，人体疾病的发生亦千差万别，这又是人的生命所特有的。

疾病发生于人的身心。这是一种潜意识，很难用语言描述准确。中医把人的不良情绪与脏腑经络失偏看作因果关系，形象概括为喜伤心，怒伤肝，悲伤肺，忧思伤脾，惊恐伤肾。其病理反应：人的脑神经系统对外界刺激产生不适，导致神经递质释放失量，内分泌失调，脏腑经络失衡，脏腑营血周循环失常。脏腑阴阳经络失偏是人体疾病发生根源。其中的阳气是神经元素作用于脏腑细胞产生生化反应所发生的机能运动能量，阴血是在脏腑营血周循环过程中，通过生化反应所产生的新陈代谢产物。阳气无形，阴血有形。通过有形和无形的相互转换，形成了气血阴阳两者之间互为依存、相互制衡的生理本象。人体的机能运动是以中枢神经元素为主导的生化反应运动，脏腑营血周循环是神经与脏腑阴阳生化的二元体运动反映。不良情绪对人体神经与脏腑的阴阳平衡构成干扰，疾病首先发生于神经，根源在气血阴阳失衡。除了不良情绪，还包括日常生活中的昼夜颠倒，耽于娱乐，以酒为浆，酗酒为常，迷于淫欲，房事不节等不良生活习惯，它是受到不良情绪刺激所显现出来的不良行为反应。由此可见，人体疾病的主要病因是身心不适，次要病因是不良生活习惯。"主不明，则十二官危"。这里的"主"指人的自主灵魂载体——神经系统，"十二官"指人体脏腑系统、脏腑十二经络。人的神经系统不适，脏腑经络就会失衡。治病首先治神经，养生之本在于养精神。

为此，医学养生，首先要认识人体疾病发生的本源，应当从神经不适中寻找病因，否则，生不知本，病不知源，一片迷茫，对于人体生命的认知和遵循医学养生之道也就无从谈起了。

二、强健精神

强健精神修养，在医学养生中占首位。人的心理成熟需要精神蜕变升华，需要重建心灵家园。人在世间生活，最受煎熬的并不是纯粹的贫穷问题，衣食住行是人类物质生活的基本需求，能够满足一日三餐，能够满足衣食无忧基本需求即可生存。除此之外，就是追求满足所谓的"富贵荣华"了。品尝过世间酸甜苦辣的人，了解所谓的荣华富贵也只不过是过眼烟云而已。人在世间的生存，最为宝贵的、最需要满足的是人的精神生活，人在日常学习、劳动、生活过程中，追求理想，体验快乐，心中目标能够预期实现，这就是幸福的源泉。所谓的社会幸福指数，并不代表个人的幸福体验，人的幸福感发自内心，一个精神不健康的人，你即使把他放在金窝窝和蜜罐罐里，他也会照样愁云密布，像红楼梦中的林黛玉一样。这是人的基本生存现实。从生活本质上看，最伤人的，是人的虚幻意识，如富贵欲、虚荣欲、攀比欲、享乐欲、占有欲。这种虚幻意识是产生疾病之因，虚幻意识让人惊恐不安、忧思不止，使人的精神备受煎熬。此外，人在这个世界上，在日常生活的各种境遇中，情感生活的悲欢离合，人际关系的隐密诡异，家族亲人的生老病死，日常工作学习中的紧张忧郁，都会对其产生神经刺激，形成各种不良情绪，构成了人的精神刺激。强烈的精神刺激，造成内分泌失调，使人的脏腑经络失偏而发生各种疾病。

在媒体健康养生宣传中，忽略了精神养生之本，突出逐利广告效应，偏重饮食、保健药品一类的消费诱导，其本末倒置的养生诱导，非医学养生所愿。在精神世界方面，许多人向往着"粗茶淡饭，岁月静好"的世外桃源生活，这是人为营造的精神安宁虚幻，是对现实精神生活不耐受的灵魂逃脱，古往今来皆有之。这些人真实的心灵祈盼，是如何能规避精神的磨难，如何过好属于自己的安静生活，逃避世间喧嚣。事实上，在现实生活中，人的精神上的磨难和接受精神上的打击，如同自然界的灾害，该来的一定要来，任何人也逃脱不了，怎么躲也躲不掉的，就算跳出了凡尘之外也是躲不掉的。在人世间修心养身的正道，第一位的事情就是强健精神，保守脑神经中的生命元气，唯有这样，才能"一蓑风雨任凭生"。

古人修心养身，守一定的禅功。强健精神生活的修养，需要培养一定的禅功，描述这个功夫，大体上可以用这样一句话来概括，即"性情柔、顺、坚、韧，顺应天时、地利、人和"。其中的"柔、顺、坚、韧"，是个人养性的功夫，柔顺为标，坚韧为本，内在坚韧、外在灵活，外圆内方。用这种养性功夫来顺应客观存在的"天时、地利、人和"，它对应的是社会的大趋势、大环境。面对历史潮流和社会环境，对于每个人来说，灵活应变，顺应则生，逆叛则危，对抗则亡，以灵活应对随机驾驭为妙。柔顺坚韧与天时地利人和的养生之道，是一个人内在修心养性与社会实践的有机融合，入世修心、出世修德，二者兼修，方能强大其精神。

下面，先从修养身心的柔、顺、坚、韧谈起：

柔。培养温柔的性体待人处世。待人温和，处世礼让，相互尊重，讲求礼仪，时刻保持内心的平和，保持情绪稳定，这是成熟性格的表现。古往今来，凡是有所成就的人，他们的性情都带有一种安稳宁静的柔和之蕴和祥瑞之气，我们通过人物观察可品味之。温柔性情的养成，是保守生命元气的第一良药。长寿之人，一般都具有性情温柔的特质。内心温柔平和，本质上就是神经与脏腑，卫气与营血，阴阳平衡的内在呼应。

顺。养成顺其自然的心性。万事存因果，发生乃必然。遇事理性对待，顺其自然，事情发生，已成过去。应跳出圈外，把自己的事当作别人的事来处理，把别人的事当作自己的事来担当，爱己爱人，处事公允，保持自然的心性。人体许多疾病，都是在悲伤、烦恼、悔恨的情绪下发生的。常记一个"顺"字，它是一个真正的护心符，胜过灵丹妙药。

坚。坚定理想信念。世间的生人，须用"天行健，君子以自强不息"相激励，不可辜负上天，不可虚度年华，因为每个人都禀赋着天赐之能。有的人，年少时即显露专长，富有才华。有的人，通过长期学习来养成自己的专长，大器晚成。顺心所愿，专注自己喜好的专长，把它培养树立成为自己的人生理想目标，咬住青山不放松，矢志不移，潜心学习奋进，忠诚敬业精进，在为社会发展进步出力的同时，努力营造属于自己的，能够体现自我价值的美好新生活。一个人，若有了自己人生的奋斗目标，则会产生强大的心力，否则，无为、无力、无心智，随波逐流，艰辛苦难随之，精神受到煎熬，岂有不生病之理？

韧。培养韧之以坚的真勇气。强者的韧力是百折不挠，以苦为乐，迎难而上的勇气，是养成处低谷而不悔，建卓功而不傲的真品性。在挫折与苦难面前不气馁，在荣誉与鲜花面前不骄傲。唯有内心的强大韧力，才能养成强大的心力。人的思维脑的神经元细胞是一生用不败的，世间卓越的最伟大的科学家，毕其一生精力，他的脑细胞仅能消耗掉30%左右。人没有因勤奋学习而累死的，只有被不良情绪煎熬折磨死的。愉快地学习和劳动，只能使人的大脑神经细胞更加活跃、快乐，更加敏捷、聪慧，学习工作更加卓有成效。现代医学中有一个"过劳死"的医学名词，实际上，它掩盖着"内心不适"的发病本源。"过劳死"的人，多为猝死，多为心脑血管急症，死者的内心煎熬，他们的内心哀怨是活着的人难以体验、难以知晓的。强者内在的强大韧力，是做自己喜欢做的事情的快乐体验，是一种自信的力量，是自主内心的欢歌，无论怎样的艰难，都能坚持下去。

柔顺，培养人的平和身心，情绪平和就是养神经，时刻保守自己的生命元气，这是生命健康之本。坚韧，培养人的优良品行，肯于学习，善于做事，乐在其中，这是灵魂快乐之源。柔顺与坚韧为一体阴阳关系，坚韧为阳，柔顺为阴，阴阳和合，合二为一，灵魂安顺，心灵光明，可保一生无恙。

人在世间生活，自然人是人的生物属性，社会人是人的本质属性。人人都处在家庭和社会的不同境遇中生存，人人都处在社会关系网无法挣脱的范围之内，这就是所谓的人的"天命"，谁也别想逃脱，也根本逃脱不掉，如果个体的人与社会境遇不相和，就会羁绊重重，如果陷进去，将遭遇无穷无尽的磨难。古先贤哲人，洞悉人世间生存的艰难，洞察人生三大险境，打造出了"天时、地利、人和"三件法宝，驾驭这三件法宝可保一生平安无恙。

一曰驾驭天时。所谓的驾驭天时，就是洞悉社会大环境。历史上，每个时代大势所趋的社会潮流如浩淼之潮。人，生于斯听命，安于斯乐命。若社会潮流进步，则参与之；若社会潮流反动，则规避之。这样的人具有坚定的独立人格思维和清醒的人生目标，具有"独立之精神，自由之思想"的优良品性，能够把自己的命运灵活掌握在自己的独立思想与慎独行为之中。在人类的社会中生存，谁能够巧妙地驾驭天时，谁就能够把握住人生的主动权，就能活出光明与快乐，而这些就是生命健康之本源。

二曰驾驭地利。一方水土养一方人。生活地域、生活时代、家庭境遇、富贵贫寒、教养环境等，这些是先天条件，个人无法选择。如何能够驾驭这个地利环境呢？唯有学习，造化自己，才能改变自己的人生。能够驾驭地利的人，是立志学习改变自己命运的人，他们是改造落后环境的强者。人不论出身，只要有强大的心力，如耕田少年人通过勤奋学习造化成才，照样能够成为国家栋梁。立志苦读，造化成才，赢得自尊，才能获得心灵的光明与灵魂的快乐。

三曰营造人和。世间任何事，唯有人和，才能人气旺；唯有人气旺，万事皆顺利，做事能成功。能够驾驭人和之人，具有强大的凝聚力和亲和力。这样的人，修心养德，胸怀若谷，善于虚心听取和接纳别人的意见，从善如流，性情柔顺，遇人遇事不争论、不对立、不怄气。平等待人，以理服人，礼仪敬人，利益让人，用奋斗目标凝聚人。这样的人，人气旺，人心聚，凡事顺利。而孤芳自赏，心胸狭小之人，常常是时运艰难，寡郁一生的人。私心诡秘，命运多桀，痛苦煎熬，这样的人多是短寿的。

天时、地利、人和，唯有优良品行的人才能够驾驭，他们是大智慧仁者。中国著名的肝胆外科专家吴梦超口头禅："一身正气，两袖清风，三餐温饱，四大皆空"，极其形象地展现出智慧仁者的风采。正所谓：鹏翱九霄，尘嚣不染，志向高洁，足登寿域。吴梦超医生一生救人无数，耄耋之年仍活跃在临床一线，被后人尊为"中国肝胆外科之父"。这样的人，就是大智慧的仁者。

强健精神修养所提出的"养成柔、顺、坚、韧性体，驾驭天时、地利、人和"的养生理念，其核心要旨是保守生命的元气。若受不良情绪干扰，元气生发一乱，身体就会生病；元气耗散，就会生重病；元气耗尽，阴阳分离，大限将至。坚持自为修行，坚持入世出世、知行合一，能够按照强健精神修养养成，保守生命元气，善莫大焉。现实中，有许多人把长寿原因归结为优质环境，绿色饮食，作息有常，体育锻炼等，却忽视了强健精神修养这个最重要的养生之本。据中国长寿之乡的数据显示，全国长寿百岁老人多数居住在最发达的城市或历史悠久的传统文化之乡，而自然生态环境良好地域的长寿老人并不很多。这说明文化素养、精神修养，对于保守生命元气，保持生命健康具有决定的意义。健康长寿在于保守生命元气，保守生命元气，依赖于强健的精神生活，传统文化熏陶和文化素养的养成。

三、强健体魄

强健体魄是为了补充人的生理短板。人体先天生理脑是比较软弱的，体力、魄力都需要后天的训练养成。体力，指人的体能指标和躯体的灵活度；魄力，指人的心理承受能力及其生理自主神经的平衡调节能力。好的体力，能够应对一切艰难险阻；强大的魄力，能够应对一切艰险恐惧的挑战。如果把强健精神的养生视为强大精神的修行，那么，强壮体魄的训练，就是拥有守卫精神的卫士。无精神无心力的人，可谓是虚度一世，而体魄羸弱的人，也只能力不从心，知行分离，一无所能。唯有强健精神，强壮体魄，阴阳和合，知行合一的能者，才能拥有强大的生命力。

强壮体魄锻炼，应从以下几个方面入手：

训练强大的耐受力。根据体质状况，可以选择风餐露宿，跋山涉水，骑行，足步，沐风，浴雨，耐寒训练，游泳，打球，滑冰，体操训练等。强壮体魄训练目的，是为了补充人的生理短板。通过挑战生理耐受能力的训练，使主宰人体生理的脑干中枢神经、脏腑自主神经、身体周围神经，得到超常规的伸展训练，使人体的耐受力得到拓展发育。同时，经过持久训练，有利于人的体能素养养成。一个体能训练有素的人，他的细胞代谢及其脏腑营血周循环都能保持健康水平，健康生命的持久性更长，这是后天培育出来的长寿因果。

训练强大的魄力。在重大集会的讲台上，能旁若无人，镇静自若，慷慨陈词；在面临生死抉择的险境面前，能勇气倍增，不慌不忙，沉着冷静，从容应对；在人人自危、束手无策的紧急事态面前，能沉着冷静，独立思考，思虑周全，敢于挺身而出，勇敢坚定，勇于决断。这就是超越常人的魄力。强大魄力的训练方法包括：①训练强大的心力。凡事要有超前思维，思考不清楚、不准确时，决不盲目行动。凡事预则立，不预则废。行动，则事前预算清楚，心机先胜。心机胜，就有了自信力，有了自信力，就有了自我主张，脑神经就有了必胜信念支撑。这样，遇到任何危机事情，必胜的信念刺激递质细胞分泌迎战的元素，奋发出战斗的血性来，内分泌肾髓质激素，随之分泌出应战激素，使人血气激昂，理性上沉静自若，勇力倍增，自信必胜，这样才能打胜仗。②进入角色模拟训练。强大的魄力不是先天的，都是后天训练养成的。台上发表演说，要台下训练有素才行；重大抉择能挺身而出，需要事先缜密思考的训练，培养强大的心力和心机先胜的自信力。遇险情镇定自若，需要有强大体力，强大心力的储备和应对方法的学习训练。这些都是常人不具备的，需要专业训练。强健体魄要进行耐受力和魄力训练，这不仅是培养特殊人才的需要，也是培养民族精神的需要，是人类强壮生命的需要，应予以高度重视。

须因人而异。人分男女老幼，体质有强健病残的区别，医学养生主张因人施策，循序渐进。根本方法是动静结合，保持气血阴阳平衡有序。例如，体质弱或年龄较大的人，足步运动是最佳的选择，它对所有的人都是普适性锻炼。人体十二经络气血微循环的节点穴位，都在手和脚上，手阴经从胸走手，手阳经从手走头，足阳经从头走足，足阴经从足走腹。手足阳经在头上交汇，手足阴经在腹内连接，手足阴阳经的脉穴汇聚于手足。手足是保持阴阳平衡的契合点位，通过坚持不懈、持之有恒的足步锻炼，可以保持脏腑营血周循环平衡有序和人体三焦气血微循环通畅，它蕴藏着人体医学的奥妙。世上的人，没有不运动而能长寿的，勤于劳作、经常运动、勤俭质朴，是常人保持健康长寿的基本方法。好吃懒做、安于享乐之人，长寿者寡。

四、合理饮食

随着生活水平的持续改善和提高，人们的绿色清洁饮食的养生意识不断增强，注意人体三大营养素汲取及矿物质微量元素搭配，认识到药食同源，注重食物性味综合调养等，逐渐回归到传统中医养生本源上来。但是，目前在饮食养生方面，还仍然存在着需要改善的问题。

需要正确培养饮食文化。人类饮食的目的有三：一是生命需要。饮食转化的人体营养元素，是细胞新陈代谢生命运动所需，是人体生命可持续的保障。人的自然生命，一日无食无力，三日无食乏气，七日无食气绝。二是生命礼仪。民以食为天，悠悠万事，以生为大。天地大父母，滋生万物，养生以德。农人耕种，历尽艰辛，生养育人。每顿饮食，须怀感恩之情，敬天地父母大德，感恩农人之辛劳。有这种心愿，胸怀感恩之情，不浪费一粒粮食，不浪费一叶菜蔬，食不语，感恩心，这就是饮食文化的生命礼仪。有了这种内心的庄重礼赞，人吃起食物就会感觉无比甘甜，对健康有益。三是生命亲和。家人、亲属、朋友、同事欢乐相聚，一同进餐，表现为一种生命的亲和，是相互之间互敬互爱的亲情告慰，饮食互敬之间能够产生无形的亲和力。请客吃饭，在于美食、美景、内心欢愉，在于相互之间的友善，人格平等，相互尊重，景仰热爱，这样的酒宴使人身心愉悦，使人的神经脏腑更加平和。但是，应付场合的酒水筵席最好避之，或列席点到为止，否则，话不投机半句多，这种场合最伤害人的神经与脏腑，应尽量避免。以上所言的饮食文化，还没能真正形成国人的饮食文化自觉。

需要重视饮食与脏腑的均衡协调。现在由不良饮食习惯而生病的人很多，如中间代谢综合征的"三高"体征，类似痛风等疾病很普遍。不良饮食习惯又与心脑血管疾病的发生有着必然的联系。合理饮食，既要重视饮食营养的合理配餐，同时，也要重视饮食与脏腑功能的均衡协调，既要强调饮食营养，又要注意脏腑代谢能力。决不能强调一个方面而忽略另一个方面，世间任何事物都是阴阳共存，相互统一，相互转化。目前人们的饮食，重点关注饮食的荤素搭配、种类搭配，而忽略了食物与脏腑的均衡协调。脾湿体质，就要自觉拒食寒凉食品；"三高"体质，理应减少膏粱酒宴；"命门火衰"体质，需少盐清淡；夜晚戌时将过，不再进食；每日三餐，餐后两小时可进食水果、坚果等。这些都是饮食与脏腑均衡协调的医学忠告。医理是：脾是人体三焦微循环的固摄回流的脏器官，它既要分解衰亡血细胞，又要孕育淋巴细胞，脾脏质体黏稠，最忌湿寒，最怕寒凉食物。血压血脂血糖超常规的"三高"体质，它是由于肝脏的合成代谢，肾脏血液净化代谢，脾脏血液回流分解代谢，以及胰脏胰液及其胰腺胰岛素等综合平衡功能减弱造成的，中间代谢综合征体质最怕大鱼大肉、膏粱滋味，最怕酒肉筵席狂欢，最怕醉酒合房。命门与肾，共担血液净化，电解质分布，钾钠平衡，心肺循环血液供给等项职能，若命门火衰，肾与命门功能弱化之时，多食盐类滞血食物，必增加肾脏的负担。夜晚戌时一到，副交感神经当值，脑干褪黑激素催眠，人体血液由周身大循环，应时转到以脏腑脾经内循环为主，这个时候，人体脏腑营血周循环，集中转到细胞自我修复，脏腑积蓄能量上来，这个时候就要自觉禁食，不能再给脏腑增加负担。如果夜晚恣意进食，就会对人体细胞自我修复造成干扰，降低人体免疫力。佛家主张"过午不食"，甚至晚饭也不吃，多少有些夸张。餐后两小时，再食一些水果坚果类食品，有助消化，有利于微量元素生化效能。为何需要间隔两个小时，这是因为胃消化系统对食物的分解代谢流程大约两个小时，过早进食水果，有些水果与食物不兼溶，干扰胃肠道消化功能。现实生活中，营养过剩屡见不鲜，"三高"体质者转为心脑血管疾病患者极为常见，饮食与脏腑功能的相互协调问题，是健康养生的大事，须特别注意。

需要区分不同体质的健康饮食。饮食标准不能千篇一律，少儿、老人、孕妇、慢性病患者、亚健康人群，甚至不同种族，南北方不同地域等，饮食的标准和饮食习惯都是不一样的。对于健康的成年人，每天"一斤蔬菜，一把豆，一个蛋，一杯奶，二两肉"是可以的。饮食的可行标准，要按不同体质确定不同的饮食内容。健康饮食最需要特别关注的是幼童、老人、生病的患者。

幼童的体质特征。幼童无生活阅历，情绪致病极少见，为纯阳之体，但神经系统仍在发育之中，脏腑系统十分脆弱，粒细胞识别能力差，免疫功能较弱。幼童期的致病因素比较明了，一是怕饮食营养短缺，营养不足；二是怕饮食不均衡，或过饥、或过饱、或过甜、或过寒；三是血液粒细胞识别能力较差，肝脾功能较弱，过敏体质较多，影响健康发育；四是不良饮食习惯，或厌食、或偏食、或吃饭贪玩、或饭桌进食时，遭家长怒呵训斥。上述的这些致病因素，都会对幼童的脾、胃、肝、肾、胰、命门、肾上腺造成伤害。

老人的体质特征。命门火衰、阳气虚弱，脏腑器官功能低下，身体体质与免疫能力较弱。胃肠消化不良、肝脾肾胰造血功能不足、心肺肾血液循环能力弱、中气不足、便秘等症状较为普遍。在健康饮食方面，应每日少食多餐，营养合理搭配，以易消化食物为主。因老年人的体质不同，神经与脏腑的耐受能力不同，一生养成的饮食习惯不同，对饮食物的选择应顺其自然，与脏腑功能相匹配。健康老人有的喜欢吃素，有的喜欢吃肉，有的喜欢酒茶，有的喜欢清淡，有的喜欢新鲜蔬菜，有的每顿饭喝上一碗汤菜足矣，长寿老人的饮食习惯常有不同。

生病患者的饮食搭配。中医主张："留得一分津液，就多一分生机。"这什么意思呢？对于患者而言，饮食搭配最基本的要求，就是有效保证脏腑营血周循环通畅运行，保障细胞新陈代谢营养供给所需，通过药物辅助，自身修复，恢复健康。这里面，有寒热病症的饮食区分：炎症疼痛发烧的患者，多为阳经病，这类患者的饮食，以清淡米粥、面条为主，不可进补荤腥食物，增加脏腑营血运行负担。痊愈之后，再恢复一段时间，恢复常人饮食。畏寒、怕凉、体质羸弱的患者，多为阴经病。这类患者的饮食特点，补不行，淡亦不行，这就需要荤素搭配，三分荤，七分素，以十字花科蔬菜为主，既要保证饮食营养质量，又要适应消化吸收分解代谢与合成代谢的实际能力。患者饮食，应与体质匹配，与脏腑能力相适应。

五、自律养成

自律是一个人的行为品质和意志力的体现。自律是建立在图强人生目标基础上的。一个怀有鸿鹄之志、心智强大的人，一个能够脚踏实地，坚定奋斗方向，努力追求自己人生目标的人，他对日常工作学习、生活起居等行为，都有着可行的计划安排，都有着严格自律的自觉约束。古人曰："慎独。"谋略的周密性、计划性、前瞻性，是人类智慧最具代表性的体现。

从医学养生角度看，人的自律行为应当与自然生物规律相互协调，保持一致，如果与自然生物规律相违背，这样的行为就会损伤人体的健康。"头悬梁，锥刺骨"的自律行为同样也是不足取的。人的自律行为与自然生物规律相符，古人称为得道之人。自律行为包括定时起居、按时就餐、计划行事、整洁卫生。自觉抵制不良行为包括不玩物丧志、不浪费时间、远离嫖赌毒、不酗酒等。下面略加详细说明：

定时起居。能够按照自然规律生活的人，"与天地齐寿"。这个寿，是足登寿域的寿，按照先天设计的生命基因抵达生命终点，寿终正寝的人。其中，定时起居是遵守自然规律生命法则之一。

定时起居的良好生活习惯，是遵守自然生物法则的行为养成。健康起居是日出而作，日落而息。天行健，君子以自强不息。天行健，指张弛有度，经纬恒定规则。君子以效仿之。每日起床在卯时，即清晨5—7时。这个时候，大地曙光降临，人体脑干网状结构体发挥唤醒效应，令人从深度睡眠中觉醒过来，脏腑正副交感神经自然转换，下丘脑-垂体-肾上腺轴，生理调节激素释放能力增强，脏腑营血周循环由夜晚的脏腑内循环，转入脏腑肢体全身大循环。按照这个自然规律起床的人，气血运行就能保持自然畅通运行。每日卧床在亥时，即晚间9—11时。12岁以下孩童，神经与脏腑系统还未健全，睡眠时间应在晚9时之前；23岁之内年青人，身体仍处于发育期，晚睡眠时间应在10：30之前。每当夜幕覆盖天廓，生理脑组织中的松果体分泌褪黑激素，催眠使人进入睡眠状态。脏腑正副交感神经自然转换，副交感神经当值夜晚时分，肢体循环血流减弱，脏腑细胞的血液代谢交换增强，以强化细胞自我修复能力。晚间能够按时卧床的人，睡眠时间充足，睡眠质量良好，自身免疫强盛，体能精力充沛，身体的体质自然就好。

按时就餐。因生存艰难，粮食短缺，古代百姓一日两餐，食物短物，唯有宫廷贵族一日三餐且有间食，有药师配餐，有厨师侍候。到新中国成立之前，普通老百姓平均寿命很短，婴儿成活率很低，民间流传的说法是"人生七十古来稀"，长寿者多出殷实人家。春秋时代孔老夫子，友人送鲤鱼为他儿子庆生，谢意无以言表，以鲤为儿命名。由此看，古时贵族生活，未必有现在人的生活水平高。营养学证明，每日三餐与人体消化能力相符。食物经口腔，入食道，入胃肠道，经小肠消化吸收，摄入肝门静脉，约需2.5个小时；饮食营养物再经肝脏合成代谢，经肾脏血液净化代谢，转入到心肺三焦微循环，归入脾脏血液代谢，营养之"气"消化殆尽，又大约需2.5个小时。两餐间隔合计为5个小时左右。一日三餐间隔时间：早餐6：30—7：00，中餐11：30—12：00，晚餐5：30—6：00。三餐之间平均间隔在5个小时左右。为此，养成准时就餐的生活习惯，与人体脏腑消化代谢生理相符。两餐之间吃些水果、坚果、奶类间食，有利于人体微量元素补充。晚间戌时之后不再进食，这是应当恪守的饮食习惯，因为夜晚副交感神经当值之时，人体脏腑器官进入到细胞修复状态，脏腑细胞自我修复，不应当再增加它们的负担，恣意进食，满足口感，满足快乐，破坏了自然生物规律。现在有许多人喜欢夜生活，饮酒作乐，时间长久，必败坏自己的身体。

计划行事。计划行事是人类的智慧表现，也是每个人日常生活的行为法则。我们从社会人的成长经历可以看到，从幼童的生理、心理、行为能力，一直到健全人格、建立知识体系等，直至心理成熟、生理成型、长大成人，在这个养育人的行动计划中，全球诸国教育行动的计划一致，均为托儿所、幼儿园、小学、初中、高中、大学。司空见惯的计划行为，蕴藏人类行为大智慧。如果教育断代，人类文明就难于维系，人类社会就难以健康发展。同样，每个国家都有中长期发展规划，有年度国民经济计划，工厂企事业单位都有发展目标、年度计划，及节点计划安排等。计划无处不在，行动离不开计划。

一个人的计划行事是自律的体现。包括作息起居、三餐饮食、学习工作、社会交往等，若事事时时有计划，坚持按计划行事，养成计划行事习惯，形成思维行动规范，将成为一个人的优良品质。古人曰：凡事预则立，不预则废。谋事在先，心有定力，遇事不乱。一个按照计划行事的人，一言一行，都能预先思考清楚，行为具有周密计划性，是身心安宁健康的需要。若行为无计划，无谋略，遇事慌乱，先不论做事的成败，最重要的是损伤人体神经，紧张慌乱消耗神经元气，最不利于保守自己的生命。在世间生活中，有许多能做成大事的人，肩负重任，日理万千，决策全局，但无论怎样忙碌，他仍然能怡然自若，气定神闲，举重若轻，其中的诀窍，就是他的计划行为的超凡智慧，谋划在先，预立在先，谋定笃行，心有定力，内心安定，始终保守生命的元气。

整洁卫生。一个自律图强的人，随着他的系统知识的完备，随着他的独立人格完善，随着他的优良生活习惯养成，很自然的显现出特有的气质，如同一块宝玉，发出柔和温蕴的光芒来。这种气质，是人的成熟之美，是人的身心健康之美，而人的整洁、卫生、文明举止之美，与气质之美，如影相伴，相生相随。人类生活的计划性，人类的健康习性，人类的社会交往品性，人类的礼仪自尊，包括人人的爱美之心等，促使每个人能够自觉养成清洁、整理、文明、卫生的良好习惯，它包括：服装得体，以凉热舒适为度；居家整洁，定置摆放整齐；文明卫生，不乱扔垃圾；个人清洁，无不良嗜好。这种内在气质之美，这种整洁卫生的优良习惯之美，与土豪炫耀，骚人风韵完全两路，它是人的身心健康之美，是人间正道沧桑之美，是长寿养生之品行。

第二章　中医阴阳

《易》之阴阳为中医之道。

孙思邈："不通《易》不可为大医。"

一、医易同源

《易》之阴阳为医学之道。无道医术，犹盲子夜行。

中华传统医学源远流长，犹如长江之水，潺潺涓流于青藏三江之源。中华医学的起源，也有三个源头：

（一）中华思想文化的起源

相传，远古先民在龟板占卜中发现了"河图""洛书"，智慧者从中总结出自然规律符号，这应当是中华先民理性思维的萌芽。延续到了上古时期，华夏族落首领伏羲氏"上仰天，下俯地"，运用先人总结的表达自然规律符号，蓍草排阵，反复推演，始创八卦，对天地自然运动的规律作出了象形义的描述，取名为《易》。易者，推演天地日月四季周期轮回的自然规律。历史进入到商周时代，中华民族有了自己的文字，周文王用文字对《易》的八卦图形，进行了条理性的规范修订，演绎出六十四卦，三百八十四爻，著述了卦辞，爻辞，成为中华民族历史上第一部自然哲学著作，史称《周易》。接下来，又延续到了春秋后期，孔丘降世，孔子的学说是以自然哲学为指导的，他对《周易》的自然辩证法的核心内容进行了系统总结，刻苦潜心钻研，历经十载，韦编三绝（牛皮绳子穿串的竹简，翻断了三根），编撰成《易传》。孔子一生尊崇周礼，崇拜周公，这与他学习传承周文王的自然哲学思想有直接关联。自上古伏羲《易》，到文王《周易》，再到孔子《易传》，之间文化衔接了上千年，学说一脉相承，薪火相传，始铸《易经》，史称上古三坟之首。《易经》问世，深深植入了中华思想文化之根，它成为中华民族认识、掌握宇宙天地自然规律的第一本自然哲学教科书，也是人类开天辟地以来，诞生的第一本自然哲学著作，它成为中华思想文化的灵魂，对中华民族的理性思维产生了极为深刻极其深远地影响。《易经》是中华思想文化之源，犹如长江之水抚育中华儿女一样，经过自然哲学思想文化孕育，到中华历史上的春秋时代，呈现出了诸子百家思想文化大振兴、大繁荣的景象，百花齐放、百家争鸣，共同崇尚《易经》哲学思想，中华文化的文脉基因相同。如《左传》《春秋》《老子》《荀子》《韩非子》《礼记》《论语》《孟子》等经史诸家学说，都带有《易经》哲学思想的鲜明印记。

集医学大成的经典著作《黄帝内经》成书于春秋时代，它能够在春秋时代这个大的思想文化背景下应运而生，应当说《易经》自然哲学辩证法是它的生长根脉，医学生命之灵魂。曾经有哲人说过：人类科学的诞生，离不开自然哲学思想的浇灌与催化。世界任何一个民族的精神强大，都离不开思想文化的进步，离不开理性哲学思维的启蒙，通过它来洞彻宇宙天地自然规律，开启心智之门。认识自然规律，掌握自然规律，运用自然规律，是人类文明发展的文化起源，也是人类社会进步的智慧源泉。

（二）中草药的发现

上古神农氏是中草药发现者群体代表。《史记通鉴》载："神农尝百草，始有医药。"《淮南子·修务》说："神农尝百草之滋味，一日而遇七十毒。"神农氏采药团队足迹遍及江南各地，相传，华中屋脊神农顶"木城"神农架，为神农氏亲力亲为所建。神农氏晚年足迹于湘楚，"崩葬长沙茶乡之尾"，因"误尝断肠草中毒身亡"。神农氏为中华中草药学的建立，奠定了基础。

自上古神农氏以来，中华中草药医学的发展，在历史上有着较清晰的传承脉路。《帝王世纪》载，黄帝时代"有药师桐君氏"。《古今医统》叙述较详："桐君识草木，金石性味，定三品药物，以为君臣佐使。"约在秦汉期间，经过长期的临床医学实践的经验积累，中国首部中草药医学著作《神农本草经》问世。书中记载了365味中草药的药理、药味、药性，书籍中的药味君臣佐使配伍方法，与《黄帝内经》相同。《黄帝内经》中，对中药方剂的配伍，确定了基本框架："君一臣二，制之小也；君一臣三佐五，制之中也；君一臣三佐九，制之大也。"在传统中医药学的配伍方剂中，多采用君臣佐使配伍方法，主次分明，各药味药性之间相互协同，相互制衡，以保障脏腑经络阴阳平衡，以达到预期治疗效果。传统中药学中的寒热温凉药味四性，辛酸苦甘咸的药物五味，升降沉浮的药物伍用等，说明在两千余年前的《神农本草经》时代，中华传统中医药学已经具备了较为完整的医药学体系。

（三）医学实践

上古时代，先民们崇尚巫术，巫既是医，医既是巫，医巫不分；道家养生风气日浓，"名医多羽客，寿星出道家"；推崇药食同源，宫廷厨师也是药剂师。那个时候，真正看病的中医师，多为走铃医，中医的起家是走铃医，他们生活在广大的劳苦大众之间，最能体恤民间疾苦，几千年来的衣钵传承，至今仍然如此，一根银针，一把采摘的中草药，就能起沉疴、驱病灾。走铃医摇晃的行医铃铛也称为虎铃，这是一个行医典故，据医话传闻，唐代大医家孙思邈在行医路上，遇到一只伤痛老虎，鲠刺在喉，跪地央求救治，为防止老虎因疼痛撕咬，他把走铃医的铃铛套在胳膊上，从此，铃医的铃铛也称为虎铃。据医学史料记载，中国古代名医多为走铃医。最为有名的走铃医是春秋时代的秦越人，秦越，应当是他行医的地域。他的医名叫扁鹊。扁鹊，是中华医学——走铃医的图腾。扁，顾名思义，是走铃医担药箱用的扁担；鹊，走铃医行医路上摇荡的铃声，让大家知道，看病医生来了。从古至今，中国人都喜欢喜鹊，喜鹊一叫，喜事来到。可见当时的民间走铃医，是老百姓喜爱的喜鹊形象。秦越人这位著名的医生，是那个时代医学领域的杰出代表，受到人们普遍爱戴和颂扬，很可能是为了纪念这位秦越大医生，后来的人以扁鹊的医学图腾为其医名，一直流传了下来。相传，《黄帝八十一难经》这部著名的医学典籍，为扁鹊所撰，《难经》汇集了脉诊、脏腑、营卫、三焦、命门、腧穴、奇经八脉等诸多人体生理、病理医学的难点，对今天的中医学发展，仍然影响巨大。《史记》："至今言脉者，由扁鹊也。""汉代名医淳于意，跟随他的老师公乘阳庆侍医三年，师传《扁鹊脉书》"。由此可见，秦越人扁鹊大医生，是中华临床医学的鼻祖根据。据《史记·扁鹊仓公列传》载：扁鹊生活在公元前400至500年间，在人体生理病理学方面，他发明了人体五脏、三焦、经络、血脉、阴脉、阳脉等医学概念。《史记》中还生动描述了扁鹊为齐桓公望气色知病的故事。东汉医圣张仲景在他所著的《伤寒论》序言中，由衷表达了对扁鹊医术的崇尚之情。据《汉书·艺文志》中记载：扁鹊著《扁鹊内经》9卷，《扁鹊外经》12卷，均已遗失。在医学史上，在春秋思想文化鼎盛时代，中华传统医学呈现出来空前繁荣的景象，除了扁鹊医书之外，其他著名的中医学著作有《黄帝内经》《黄帝外经》《金匮》《揆度》《白氏内经》《白氏外经》《旁经》等。其中列为医学经典，流传百世的当数《黄帝内经》《难经》《神农本草经》以及汉代的《伤寒杂病论》，它标志着中华传统医学理论体系的成熟。

由此可见，中华传统医学的成长成熟，存在着历史发展的必然性。三个源头：一是自然哲学的指导，传统中医学理论和方法具有了自然哲学思想的指导灵魂；二是《神农本草经》的问世，它标志着中草药医学体系的成熟；三是自上古几千年以来，历代医家临床经验的医学积累与传承。

中华医学体系的成熟，以《黄帝内经》为标志。这部医学经典系统总结了上古至先秦以来的医学经验，集哲学、天文、地理、养生、人体生理、病理、临床诊治、辩证论治、针灸，以及人文科学，预防医学，文明生态于一体，精微斟细，博大精深，两千多年来一直被医学后人奉为必读经典。"其所撰述，亦非一人之手"。书中记载，参与著述的有岐伯、鬼臾区、雷公、俞跗、少俞、伯高等医学家。当时最著名的医学家叫僦贷季，是岐伯的老师。岐伯是著述《黄帝内经》的领军人物，他在人体生理学的脏象、经络、气血等方面，是一位资深的学者与专家，据岐伯自己所述："色脉者，上帝之所贵也，先师之所传也。"是他的老师僦贷季传授的。《黄帝内经》全书，每一个章节，每一段内容，无不贯穿着《易经》阴阳自然辩证法。医易同源，它是以中华思想文化为先导，促进了中华医学的系统成熟。中华传统医学之所以经久不衰，历久弥新，具有强大生命力，这是因为它顺应了宇宙天地自然规律，成为了掌握自然规律的一个应用工具。

二、《易经》阴阳

坐而论道，也是医学的必修课。唯有通晓《易经》阴阳辩证法思想，方能知晓传统医学的阴阳真谛。

如何看待《易经》阴阳？《易经》阴阳，是一个极为质朴的辩证法，是学习领悟和应用天地人自然规律的智慧工具，它能引领着我们学习通晓大自然存在的无穷奥秘。

关于阴阳思想。孔子在《易传》中开篇名义："一阴一阳之谓道"。道者，宇宙天地自然规律演化规则也。首先，它是不以人的意志为转移的客观存在的自然规律，其次，它是宇宙天地万物必须遵循的自然法则。聪明的老子对宇宙天地的自然万物阴阳运动法则进行了形象概括描述。老子曰：宇宙天地之间的运动规律"万物负阴而抱阳"。什么意思呢？老子说：宇宙天地万物都是由阴与阳的两组生命要素构成的，二元论法则，无一例外。负阴，是生命存在的一种物质形态，是能够见得到、摸得着的物质形状，如人体结构。抱阳，是生命运动内在发生的生化能量，万物生命都是依赖自身内部的阳气生化能量得以生存。"抱"的寓意深刻。阳气这种物质的是极微小的肉眼看不到东西，老子形容它是一种"恍惚"的"气"的存在。现代医学发现，产生人体阳气的基本要素，如神经递质及肾上腺激素等。阳气是人体神经与脏腑，即神经元素和血液元素与肌体细胞发生生化反应所产生的生物运动能量，这个生物能量，尸检没有，肉眼看不见，唯有在生物运动过程中才能发生。《易经》哲学把"气"的发生称为阳，把产生"气"的，具有新陈代谢特质的能见物质称为阴。宇宙万物生命的两种阴阳要素是互存共生，相互协同，相互制衡，对立统一的关系。以构成人体生命的阴阳两组要素而论，若它们之间相互协调有序，平衡运动，则能保持生命运动可持续；若两组要素相互失衡，就要生病，若阴阳分离，则阴阳两组要素构成的生命体就要结束了。宇宙天地万物，无阳不生，无阴不长，这是恒定不变的普遍规律。

我们从《易经》阴阳哲学的领悟中，从医学思维的视角来观察，可以得到以下几点启示：

第一，《易经》阴阳哲学思想是观察天地自然规律的一种普遍性的认识方法。

首先，从天地宏观层面认识阴阳。《黄帝内经》对阴阳辩证法的规律认识是："阴阳者，不可胜数，然其要一也。"这是一个由宏观向微观深入的认识方法。老子曰："道生一，一生二，二生三，三生万物。"这是系统描述天地万物生长的普遍规律。这两段经文都是在描述着同一自然法则：宇宙天地是一个大的生命体，宇宙天地阴阳媾和，繁衍万物生命。自然之道为一的存在，它衍生出宇宙阴阳天地来，即道生一也。宇宙天地阴阳衍生出万物生命，每一类生命又阴阳相配，即一生二。请注意，在自然界中，凡生物的存在，都是有同类的阴阳两个生命体的存在，只有阴阳相配，才能繁生万物。同类的阴阳两个生命体之间，阴阳媾和，又衍生出第三个同类的生命体，这叫作二生三。在第三个同类生命体之间，或者说，在叠代的生命体之间，又阴阳媾和，这样，无限循环地繁衍出万物生命来。这就叫三生万物。老子给出的这个生物定式，所描述的是天地自然的生化法则，非常质朴。

　　老子是站在一个大的天地自然的哲学思维角度，给出的生物定式。而《黄帝内经》的"阴阳者，不可胜数，然其要一也"，则是站在医学思维角度，得出的自然哲学思维定式。两者出发点不同。《黄帝内经》表述的《易经》阴阳，它不是数的概念，它是认识自然规律的一种辩证方法。在自然界中，每一个生命体的存在，它都是"唯一"。天地阴阳结合，它成为一个唯一生命体，一只蚂蚁的存在，它成为一个唯一生命体，一个人的存在，他成为一个唯一生命体。宇宙中的繁星无限浩瀚，地上的蚂蚁无穷无尽，两者之间只是种类和大小的区别，但个体存在都是唯一的，一颗星星一个样，一只蚂蚁一个样，都是以个体存在着。同样，一个人的生命体存在，如同一个宇宙生命体存在一样，从微观看，人体内部的结构，如同宇宙一样的纷繁复杂且精微，气与血，阴与阳两组要素构成一个人的生命，通过"一生二、二生三、三生万物"的运动规律，衍生出60亿个结构细胞，在每个细胞中，又是由气与血、阴与阳两组要素存在着，"然其要一也""人体是一个小宇宙"。人体生命是这样，凡是有生命的活体的存在都是这样，所以，阴阳辨证法是洞察与观察天地间一切事物的工具，关键是我们要学习领悟应用这个辩证法。例如在人体这个"小宇宙"面前，我们就要用阴阳辨证来洞察人体阴阳生命的精微构成。传统医学观察的结论：人体生命是由气血阴阳两组要素构成的，生成气的物质来源于人体神经，为阳；生成血的物质来源于脏腑对营养物质的生化，为阴。阴阳和合，生成人体细胞，"阴阳者，不可胜数"。人体脏腑细胞阴阳和合，又原生出气与血来，再循环又生出人体细胞。这样的无限循环的细胞新陈代谢的生命运动，保持着人体生命运动的可持续，直至气血阴阳分离，生命运动中止。这就是人体生理运动的终极结论，是阴阳辩证法得出的结论，包括人体生理、病理、药理等方面，都可以用阴阳辩证法这个思维工具进行观察，从而在自然规律指导的深入观察中，认识和掌握其中存在的规律。宇宙是一个生命体，内藏的内容博大精深，无限精微，人体是一个小宇宙，内藏的内容同样博大精深，无限精微。

第二，人的"生、长、壮、老、已"是由主宰生命内部阴阳平衡运动的生物规律所决定的。

从生命体的微观层面认识阴阳。宇宙天地阴阳衍生的各类生物，都存在着生、长、壮、老、已的生命过程，这是由生命内部阴阳两组要素的平衡运动状态所决定的。以人的生命体为例，幼童期为纯阳之体，所谓"纯阳"，是指人的先天的神经系统处于全新的待开发的状态，幼儿身体内部气血阴阳关系由脑干、丘脑、垂体、肾上腺及自主神经系统调节的占比较大，以生理脑自然调节脏腑营血周循环为主，思维大脑情绪波动的占比较小，吃、睡、哭、笑、生理活动、情绪波动和观察模仿，是这个阶段生命活动的主要内容。只要幼童不受到惊吓，不感染病毒，不受到饥饱与偏食影响，有规律地吃、玩、睡，气血阴阳就能够较好保持相对平衡的运动状态。人的生长期在3~21岁，一般指性成熟到身高停止生长。这个阶段，人的神经生长激素阳气生化旺盛，只要阴血要素营养供给充足，与阳气互为补充，相辅相成，人在生长期就能达到先天基因预设目标。壮年期相对时间较长，女性至49岁前后，男性至64岁前后，女属7，7的倍数是49，男属8，8的倍数是64，恰好与妻子和爸爸谐音，这是由人体生长激素、性激素等阳气释放状态所决定的，它带动和促进人体细胞代谢与血液循环。壮年期，人体气血旺盛为主要标志。雄性激素旺盛，男性更加雄壮，雌性激素旺盛，女性更加柔美，这些都是阴阳和合的自然天性的美。人的老年期，一般指更年期绝经之后，肌肉逐渐萎缩，体力衰退，记忆减退，反应迟钝。这是因人而异的。有的老叟80岁仍能育子，有的老妪90高龄仍是神采奕奕，反应敏捷，记忆清晰，行动自如，这样的人，还不能当老年期来看，因为他们的生命体内的气血阴阳仍然旺盛，平衡有序。人的寿命长短，相对存在一定差距。但是一点真阳之气主宰人体生命，随着人体内部阴阳两个要素的转化，脑神经的真元之气，由小到大，由弱到强，达到峰值，再由强转弱，逐渐萎缩，直至阳气衰微，阴阳分离而死亡。这是一个不可违背的生物规律。人体老年期的状态：气血阴阳衰微，脑神经的阳气能量衰微，如同灯油即将耗尽，脏腑阴血营造能力微弱，人体十二经脉失衡，逐渐走向阴阳分离。

采用《易经》阴阳的观察方法，我们可以从人体生、长、壮、老、已的自然生命现象中得出一个基本结论：《易经》阴阳哲学方法是一个普适性的、适用于自然规律的观察方法。

第三，《易经》阴阳是临床医学应用的工具。

《黄帝内经》曰："熟谙阴阳，无以众谋。"表现出坚定的理论自信。"谨察阴阳，以平为期"：阴阳观察是临床诊治的一条主线，治疗标准是人体神经与脏腑的十二经络气血阴阳平衡。

在临床实践中，传统医学对人体的观察一般分为两种阴阳状态：

一种是阴阳平衡。这是健康的体征，表现为阳气的要素，即脑中枢神经的元气与脏腑功能相协调，即元气要素与脏腑阴阳和合，内环境动态平衡，处在阴阳两组要素生化和合的可持续的气血运行状态。

一种是阴阳失衡。从病理病机把握上，可分为四个病理反应：

一个是阳气失衡。不良情绪刺激神经递质失调，导致内分泌调节失衡，脏腑十二经络营血周循环失偏，临床表现为不同疾病表象。传统医学概括为气血阴阳"一方太过或不及，则造成另一方失偏"。这样一个阳气失衡，从人体阴阳而论，一般称为"阳经病"，病理反应为热病、痛病、急症。

一个是阴阳反制。先是因阳气生化失衡，导致脏腑营血周循环失偏，反过来，因脏腑营血周循环失偏，出现脏腑十二经络运行阻碍和脏腑生理功能性障碍，这样的脏腑营血周循环弱化的状态，使阴血供给不足，又反制于神经阳气的生成。阴阳反制，说明了神经阳气的释放失偏，造成了脏腑营血周循环功能性弱化，脏腑营血运行不利，又制约着神经阳气的生成。阳气失衡之后，逐步深入影响到脏腑功能，通俗说，阳气失衡不治，病情又将进一步转变。

一个是阴阳两虚。气血阴阳两虚，由神经阳气调节能力下降和脏腑营血周循环受阻——阴阳反制所形成，主要表现为脏腑阴经病，一般为脏腑功能性改变或器质性病变。阴阳两虚多属于慢性病。病程较长，病成难治，阴阳交错，复杂多变，在病情、病程、病机的把握上，需要急则治标，缓则治本，或标本兼治。

一个是阴阳分离。在正常死亡人群中，一类是先天性疾病，属于基因缺陷，一类是先天基因预设到期，寿终正寝，如同一件产品到了全寿命保障周期。另一类是生命中途夭折。它是人体气血分离，表现为脏腑功能衰竭或脑神经细胞死亡；脑细胞先坏死，脏腑营血周循环失去生化功能，脏体气血迅速衰竭，血液凝固。生命中途夭折一般表现为阴阳失衡——阴阳反制——气血两虚——阴阳分离。

提倡医学养生，保持阴阳平衡，是预防医学的基础；及时捕抓阴阳失衡病机，是未病先治的先机；阴阳反制之时，是身体健康与否的关键节点；气血两虚则疾病难医；阴阳分离则是病程与病机发展的最后结局。总而言之，"人之本，本于阴阳""治病必求于本"。

三、《易经》阴阳的医学应用

中医诊治的特点是把理、法、方、药融为一炉，炉火纯青的中医师能够在医治过程中，熟练拨动理法方药四根琴弦，音律和谐，一气呵成，把医疗升华为一门医学艺术。其中的奥妙，就是"熟谙阴阳"。

在中医的理、法、方、药的链条之中，连贯着一条阴阳思维的医学逻辑线条：

理——察验人体"阴阳、表里、寒热、虚实"的诊治八纲。中医对人体生理病理察验，集中于人体脏腑十二经脉，人体气血阴阳生化是在经络运行中发生的。八纲中的"阴阳"：总体把握人体气血两组生命要素平衡状态。气血是一对阴阳关系。八纲中有"表里":用来察验病程病机,分辨属于阴经病还是属于阳经病,阳经病为表,阴经病为里,阳经病多为急病,热症,阴经病多为脏腑功能性疾病,一般说来,阳经病的病程较短,阴经病的病程较长,阴经病较阳经病的病程更进一层。表里是一对阴阳关系。八纲中的"寒热":它用来察验疾病属性,一般判断,疼痛发热多为热症,畏寒怕凉多为寒症,热为阳,寒为阴。寒热是一对阴阳关系。八纲中的"虚实":用它来察验人体脏腑功能状态,从脉象上体验出来,脉象无力为虚,脉象有力为实,实为阳,虚为阴,实症为阳气生化失调,属气滞,虚症为气血阴阳反制,属气血两虚。虚实是一对阴阳关系。由此可见,中医的诊治八纲,它建立在人体生理病理基础上,采用气血阴阳辨识方法,所确立的四对阴阳诊察模式。如果不掌握中医的阴阳辨证方法,就无法进入中医的临床诊治门境,如盲人提灯夜行。

法——临床治疗所采取的诊治方法。例如,中医在诊察方面提炼的经验:"阳盛则外热,阳虚则外寒""阴虚生内热,阴盛则内寒""热者寒之,寒者温之""阳虚阴盛,助阳抑阴""阴虚阳亢,滋阴潜阳""谨察阴阳所在而调之,以平为期"。同时,在诊治方面,采用"寒热,燥湿,补泻,宣通"等阴阳平衡手段。由此可见,中医临床察验与治疗,始终是在阴阳辩证的逻辑思维方法中进行的。

方——药物治疗的方剂配伍方法。中药配伍讲求"君、臣、佐、使"。之所以采用"君、臣、佐、使"称谓,是因为它是严格约束配伍的法度,决不可僭位,并不存在封建等级意识。中医在药证相应,方剂配伍上,有一套严谨的规范:药证相应的基点是认证,认证准确,用药有效,认证错误,用药无效,唯有认证落地,用药才能确有成效。治疗主证的药味为君药,治疗与主证相关联的其他药味为臣药,用于辅助脏腑营血周循环的药味为佐药,引领诸药味入经,增强主证药力的药味为使药。主证落地,主治药物突出,辅助药物清晰,制衡有度,可抵达药证相应预期。中医方剂配伍基于四诊八纲认证而应用,仍然离不开阴阳。

药——方剂配伍药味拣选。中草药是自然生物,其药理药性属自然天性，不同品种药味有着寒、热、温、凉的不同药性，对应人体寒热温凉不同症候；不同种类药味有着辛、甘、苦、酸、咸的不同气味，对应人体心、肝、脾、肺，肾不同经络的平衡调治；不同种类本草具有浮、沉、升、降的不同属性，对应人体脏腑营血周循环的失衡调治。人是自然生物，中草药是自然生物，自然天性精微成分有机组合，人工无法企及，唯有保守中草药自然天性，加工使用道地药材，不搀假使用其它成分，精细制作，才能真正达到中草药的伍用疗效。从上述中草药的药理药性及其使用方法可以看出来，中草药的配伍拣选，以人体生理病理相对应，仍然离不开阴阳辨识。

世人对中医评价：三个指头，一根针，身背药箱，走到哪里那里是医院。实际上，中医真功夫是理法方药的医学逻辑思维贯通，从医学理论指导到诊治方法确立、到立方抓药，全部都是在医生的头脑中连贯生成，如同鸭子凫水，是身子平稳脚下忙的功夫，而这一切都是应用《易经》阴阳辩证法这个思维工具操作的。中医立足于阴阳思维而生，手握阴阳而用，药证相应，辨证施治，这才是中医的真功夫。

第三章　人体气血

《黄帝内经》："气血者，人之神，不可不慎养。"

《圣济总录》："气凭血运，血依气行，二者不可斯须离。"

《张氏医通》："气不得血，则散而无统，血不得气，则凝而不流。"

人体气血是互为转化生成的唯一生命物质，它们是有机一体，不可分开的。为了辨识清晰，下面把它分解开来，分别进行讨论。本章内容分为生命元气和人体脏腑营血周循环两个部分。

一、生命元气

这一章节主要辨析人体"气"的原理。

人体是由气血阴阳两组要素构成的，人体的生理运动即气血阴阳的平衡运动。气为阳，血为阴，气行血行，血赖气行，气由血生，相互依存。

先论人体的气。中医"气"的概念，是用来描述人体生理功能的，气的本质是生化反应，作用于人体的生理机能，如元气、营气、卫气等。元气元素源于神经细胞，人体神经细胞的不可再生性，决定着元气的多寡，决定着人的生死。《难经·八难》曰："气者，人之根本也，根绝则茎叶枯矣。"营气的"营"字，借用了经营的术语，指脏腑营血运行，循环往复，周而复始。"营血"是神经细胞元素与脏腑细胞，通过血液循环发生气血阴阳生化反应，所形成的脏腑功能运动及其生化的血液资源。同时，脏腑的营血周循环又依赖于神经元素的阴阳和合，它在内环境动态平衡中发生，作用于脏腑营血周循环运行，构成了脏腑生化反应能量，又称为营气。人体气血阴阳有机一体，密不可分。《灵枢经·营卫生会》篇曰："营卫者精气也，血者神气也，故血之与气，异名同类焉。"营气和卫气，是调节人体脏腑有序运行的生化反应能量，与自主神经和内分泌系统的整合功能相似。它是维护人体脏腑十二经络有机循环运行的生化能量统称，包括心气、肝气、脾气、肺气、肾气等。传统医学巧妙地运用气血阴阳辨证方法，把人体的神经与脏腑有机融合成一个整体。人体气血阴阳以神经元素为根本，神经元素一无，其他气皆无。

下面对人体生命元气做深入讨论。

人体生理运动的主要表现形式是生物化学反应。胰脏为脏腑器官提供生化酶，"胆（胰）主十二经"，胰脏提供的酶，成为了消化系统分解代谢、中间系统合成代谢，以及细胞新陈代谢的催化剂，这是脏腑生化反应的必须元素。那么，人体脏腑生化反应的"气"是在哪里发生的呢？医学发现，它源于脑神经细胞生化元素与脏腑细胞发生阴阳和合生化反应所产生的生化能量。

脑神经细胞分泌的化学元素是"气"发生的能量本源。人体大脑中枢有两套气化发生的结构体：一个是生理脑，一个是思维脑。生理脑包括周围神经、自主神经、脊髓神经、延髓、脑干、脑桥、旧皮质层等。思维脑包括脑神经、大脑皮质层、小脑、海马体等，与生理脑相互连接，合成为一体。这两个神经系统的结构体，生理脑发挥着自主神经监控调节作用，与人的主观意识无关联，思维脑有着明显的主观意识倾向，与人的情绪反应直接相关联，人体疾病产生的根源，主要由思维脑的不良情绪所引发。

（一）生理脑"气"的发生

生理脑监控和调节人体生理指标。包括心跳、呼吸、血氧、血压、血糖、血脂，以及脏腑器官的平衡运动状态。当生理体征指标发生异常，信号反应由周围神经通过脊髓，延髓传导到脑干神经中枢，通过脑桥传导到大脑旧皮质层。旧皮质层将生物信号转化为生理情绪，例如渴、饿、痛、痒、冷、热等，这些生理情绪刺激神经递质释放出递质元素，递质元素刺激下丘脑——垂体——肾上腺轴，产生并释放肾上腺激素。同时，刺激周围神经的内分泌激素，通过脑垂体，进入一体连接的丘脑血管，由丘脑血管进入人体血液循环，与脏腑细胞发生阴阳生化反应，从而形成脏腑运动"气"的能量，构成人体神经系统与脏腑系统一体协同运作的整体机能。这就是内环境动态平衡的原理。

人体自主神经与周围神经有机一体，按照生理规律调控着机体运动。例如，当夜幕降临，脑干释放褪黑激素，使副交感神经兴奋，促使人体进入睡眠状态，脏腑营血周循环"夜归太阴"，脏腑及肢体细胞进入自我修复的状态。当曙光来临，脑干释放觉醒激素，正交感神经兴奋，刺激下丘脑——垂体——肾上腺轴活跃起来，肾上腺激素促进血液循环，脏腑营血周循环"昼行于体表"。自然界脊椎类动物的生理脑与生俱来，各自按照先天属性有规律的生存。人体生理脑自主神经调节不具有主观意识调节属性。

（二）思维脑"气"的发生

思维脑"气"的发生所形成的生化运动能量，体现在人的情绪导向非常明显。人的思维脑带有情绪意识的"气"的发生，具有明显的理智思维的属性，一般类动物思维脑的情绪导向，仅依赖于生理脑的生理需求刺激而发生。人的思维脑的生理特征在于此，人的疾病发生根源也在于此。

思维脑"气"的发生原理。通过后天的学习与实践，以及社会生活环境的耳濡目染，逐渐形成了每个人的生活习惯和行为品质，锻造出了每个人的灵魂特质。所谓人的灵魂，"灵"，指思维脑的心理反应；"魂"，指生理脑的生理反应。一般的动物仅具有生理脑的生理反应本能，生性敏捷，动作灵活，而人的先天生理脑不具备其他动物先天生理脑的专长，如猫科动物的视神经、狗的嗅觉神经等，但人的后天学习强大的思维脑是其他类动物所不可比拟的。正是因为每个人的思维脑是在后天的学习实践中锻造形成的，所以每个人的灵魂感知是不一样的。例如，当一个人的视神经、耳神经、嗅神经、舌神经、皮肤神经受到外界条件刺激，脑神经的反射信号经过传输，进入到大脑中枢，经过大脑皮质层理性思考逻辑推导，形成了喜、怒、忧、思、悲、恐、惊不同类的情绪信号，不同类的情绪信号，刺激神经递质释放不同类的化学元素，如多巴胺、茶多酚、血清素、荷尔蒙等各类生化元素等，这些元素带有兴奋、快乐、紧张、抑制等不同感应信号，正是因为每个人的灵魂感知不一样，每个人的意愿和意志不相同，因此情绪刺激的反应结果各不相同，生理耐受的水平也不相等。例如，同样受到紧张情绪刺激，有一些人的生理反应测试结果是心跳加速、呼吸加速、血流加速、血管收缩、血压升高、血氧指标改变、人体脏腑心肝脾肺肾胰等功能发生异常改变，导致脏腑营血周循环十二经络失衡。而有的人则耐受程度适当，生理体征指标没有发生明显改变。再比如，同样受多巴胺快乐因子刺激，有一些人神经兴奋，思维敏捷，脏腑营血周循环通畅，而有的人则兴奋过度，神经错乱。每个人在社会生活的过程中，当出现情志不遂，遭遇失败挫折时，必然会产生抑郁情绪，这是生活中经常发生的事情，但因为人的灵魂特质不一样，有的人能够很快地化解，而有的人则抑郁成疾。

当人的心理上受到不良情绪刺激，生理脑的信号传输将迅速反馈，脑干神经内分泌细胞及时释放当量激素，予以脏腑内环境动态平衡调节。这样，思维脑的不良情绪，所导致的人体脏腑营血周循环失衡，经生理脑的神经内分泌激素平衡调节，经肾上腺自主神经调节而恢复到常规运营水平，如果内分泌失调，自主神经失调，就会形成脏腑营血周循环阻障，气血阴阳失衡，出现各种病理反应。

以上为生理脑与思维脑的两种"气"的反应形态，也就是传统医学"气"的反应生理，仅作梗概描述。

先天元气决定人的生死。人的疾病死亡，一般表现为脏器官衰竭，或肝肾衰竭，或心肺衰竭，或脑死亡，或急性胰腺炎猝死等。但从本质上看，真正死亡的原因是元气衰竭，气血阴阳分离。

人体死亡，脏器官衰竭为表象，神经元气衰竭为根本。人为什么存在生死？这是由神经细胞的存量所决定的。人体神经细胞数量先天额定，人从出生那一刻起，神经细胞数量只能损耗不能增加，寿终正寝被称作"足登寿域"，表明已经走过了先天基因设计的生命全程。问题在于，许多人还未能抵达基因设计的生命周期而夭折，死亡的根本原因是气血阴阳分离，主要死亡病因是元气衰竭。是什么原因造成生命元气先衰竭的呢？

第一是不良情绪损伤了神经细胞。人的不良情绪干扰了神经递质常规分泌，干扰了脑干中枢内分泌的生理调节，造成脏腑营血周循环常规失衡，这叫作神经细胞内分泌紊乱。中医称："气不和即为邪气。"气血阴阳失和之后，脏腑器官十二经络失调，营血周循环不利，营血不足，反过来又制约着元气的生成和生化，这叫作阴阳反制。阴阳反制的结果，会造成大批神经细胞凋零衰亡，气血阴阳生化能力不断减弱，体质会越来越差，到了这个病程阶段，会发生脏腑器质性病变，若不能及时干预治疗，会逐渐走向器官衰竭，气血阴阳分离则死亡。

第二是不良生活习惯损伤了神经细胞。长期饮酒作乐，昼夜颠倒，房事不节。临床证明，醉酒一次将大量杀死肝神经细胞，昼夜颠倒将使脑干中枢损伤，房事不节不仅使脑干神经异常疲惫，而且使肾上腺分泌失调，肾功能弱化，从而影响到整个脏腑营血周循环，其结果必然是百病丛生。人体的生理脑是相当脆弱的，不良生活习惯戕害生理脑神经细胞，大批神经细胞不断地凋零，等于树木先掘了树根。气血阴阳失调的最初表现为颈椎痛，颈椎骨质增生，这是由肾与命门阴阳经络失调造成的。不治，脏腑营血周循环瘀阻，较普遍的临床表现为中间代谢综合征，心脑血管疾病，自身免疫缺陷等多种疾病，这就是未老先衰，过早衰亡的主要病因。关于房事问题，正常的性生活，能够使脑神经细胞多巴胺快乐因子，荷尔蒙激素、生长激素等更加旺盛，愉悦身心，使脏腑营血周循环更加和畅，使人体精力充沛，更加健硕有力。但房事过度则直接损伤生理脑神经。发生腰膝酸痛、耳聋耳鸣、健忘、嗜睡、浮肿、虚胖、阳痿、早泄、精神萎靡等症状，因生理脑疲惫，神经元气元素供应短缺，"精髓不足""命门火衰"。

二、人体脏腑营血周循环

这一章节主要辨识人体"血"的生理。

传统医学从人体经络观察，把脏腑血液营造的过程描述成一个整体的卫气营血阴阳互生的过程。中医关于人体脏腑营血周循环的描述，能更加准确地反映人体生理的真实。

《黄帝内经·灵枢经·营气》篇："营气之道，内谷为宝。谷入于胃，乃传于肺，流溢于中，布散于外，精专者行于精隧，常营无已，终而复始，是谓天地之纪。"《黄帝内经·灵枢经·营卫生会》篇："谷入于胃，其清者为营，浊者为卫，营在脉中，卫在脉外，营周不休，五十而复大会。阴阳相贯，如环无端。"通过上述的经文，我们可以得知：①人体血液循环从"谷入于胃"开始。②血液循环周而复始，如环无端，称之为脏腑"营血"循环。③脏腑营血周循环，昼夜循环五十度，五十而复大会，"乃传于肺"，传导到人体脏腑四肢百骸，"常营无已，终而复始，是谓天地之纪"。

受经文的启示，我们可以根据人体生理，按图索骥，绘制出一副人体脏腑营血周循环的线路：

人体脏腑营血周循环，按照脏腑之间相互联系的有机组合，我们可以把它分解为6个环节链条：

（一）第一环节链：食物分解代谢

食物分解代谢。食物进入口腔食道→胃→小肠→大肠→肛门排泄。期间，胃、小肠分解消化的营养分子和大肠吸收的水分和微量元素，一部分输入到肝门静脉贮存，成为肝脏合成代谢原材料，一部分输入到脾脏，成为脾脏淋巴液的主要原材料。

这是已知的生理常识。但是从真实的生理运动观察，人体消化系统的食物分解代谢，并非如此简单。人体脏腑营血周循环的每一个环节链，都是神经与脏腑相互生化，相互协同的结果。

食物分解代谢链条如下：

食物分解代谢最先感知的是人体神经。在食物还没有入口之前，视神经首先察觉，传递到大脑，经过脑神经系统经验判断是什么食物，什么味道，喜欢不喜欢吃，然后通过舌头蓓蕾体验食物甘苦酸辛咸的味道。这样，人的视觉味觉脑神经将食物信息传递到大脑旧皮质层，大脑旧皮质层发出"情绪"信号，刺激神经递质释放生化元素，刺激脑干神经分泌激素，引导胃肠生化，由神经系统做好食物分解代谢生化准备。

那么，脏腑之间生化协作又是怎样的呢？

食物消化。进食时，口腔神经刺激腮腺产生唾液，通过咀嚼将食物转化成乳糜状，之后通过食道吞咽到胃里，胃神经刺激胃黏膜产生大量的胃酸，在对食物分子分解的同时，对外来食物的细菌进行全面灭活消杀，防止有害细菌侵入人体。食物被初步分解成营养分子，经胃肠蠕动，进入到十二指肠，经肠道内分泌激素调节，小肠细胞将食物分子分解成为小分子，经肠道循环，将食物营养分子输运到肝门静脉贮存，同时将一部分脂肪分子输运到脾脏，经脾脏加工成淋巴液，源源不断地输运到淋巴管进行周循环。剩下的待加工的食物成分，经过空肠通道进入到大肠。小肠食物被排空之后，空肠封闭，使食物发酵的臭气不能上传。人体内的大肠，存活大量的益生菌群，它们吞噬大肠内的有机物，发酵再吸收，从中提取矿物质和水分，一同输送到肝门静脉贮存。余下的粪便糟粕经肛门排出体外。

从脏腑之间相互协同看，这里面蕴藏着人体病理生理的深意，展现了人体脏腑之间互为一体，相互平衡，相互协作的生理。

食物分解代谢过程中的脏腑协作关系。其中，胰脏器官首屈一指，它每时每刻不断地分泌着消化酶，把消化酶输运到所有的脏腑器官。胰脏器官分泌的酶是人体脏腑器官生化运动的必须元素，没有酶，各个脏腑就不能产生生化反应。《黄帝内经》中"胆为中正之官""胆主十一脏"，确切地说，中医学的这个"胆"的功能，是一个系统，指人体脏腑的生化元素，包括胰液、胰酶素、胆汁等。其中在生化过程中起决定作用的应当是胰脏酶元素。人体小肠消化吸收，是胃液、胰液、胆汁综合生化的结果。人体小肠消化吸收的功能，与胃、肠、胰、肝、胆、脾、心、肺之间，存在着有机一体的紧密关联。脾与胃是人体十二经络中的一对阴阳关系，在脏腑营血周循环中，足太阴脾经与足阳明胃经互为表里，两者之间保持气血阴阳平衡，其中一经失调，会制约另一经的平衡。脾与胃相表里，心与小肠相表里，肺与大肠相表里，它们之间都存在着阴阳经络相互平衡，相互制约的关系。传统医学在察验胃肠功能的时候，同时还要察验命门神经、肝、胆、胰、脾的功能，哪个脏腑在协同生化中出现了失调，都会给胃肠道带来疾病。以"五更泻"为例，"五更泻"又称鸡鸣泻，天蒙蒙亮就急忙跑厕所排泄。表面看，"五更泻"是胃肠病，实质的病根是肺经病。这是怎么回事呢？按照人体阴阳经络相互平衡来观察，手太阴肺经与手阳明大肠经互为表里，每日3—5时寅时，正是人体正负交感神经交替之时，肺经当值，如果肺阴虚，手太阴肺经失调，它就必然影响到手阳明大肠平衡，当肺的阴虚火旺传递到大肠经络，这个时候还没等到大肠益生菌生化完毕，大肠阳经受到肺阴虚火旺制约，加速蠕动，肠道神经发出排便信号反应，迫使人急着排便，这样就形成了不成条状的稀屎便了，这就叫作"五更泻"。人体的六腑连着五脏，脏为阴，腑为阳，互为表里，相互平衡，阴脏病必关联阳腑，阳腑病必累及阴脏。脏腑阴阳经络之间，相互制约，互为平衡，从而机能保障着人体脏腑营血周循环的平衡有序运行。哪一个经络失衡，都必然会影响和制约着脏腑营血周循环平衡运行。经文所说"谨察阴阳，以平为期"，指的就是脏腑经络阴阳平衡与否的生理病理不同状态反应。传统医学所以能用"望闻问切"医学方法辨证诊治，其中最基本的就是掌握和运用人体脏腑十二经络阴阳平衡原理。医学中所提示的阳病治阴，阴病治阳，谨察阴阳，辩证施治，以平为期，讲的就是这个医理。

（二）第二环节链：血液合成代谢

胃肠消化吸收的营养分子，经肝门静脉源源不断地输入到肝小叶，经肝细胞合成代谢加工出符合人体需要的氨基酸，脂肪酸，葡萄糖等血液营养成分，经血液循环，输送到周身细胞，成为供养身体细胞的"鱼肉蛋、蔬菜、油脂、食粮"。

肝脏合成的血液中的营养物质，还不能代表纯粹的血液。肝脏的合成代谢，仅是人体血液加工的头道工序，它所提供的仅是血液生成的营养物质。那么，什么是血呢？经文曰："血气者，人之神。""血之与气，异名同类焉。"人体的血液成分，包括骨髓干细胞孕育出来的血细胞，脑干神经细胞分泌的内分泌激素，以及骨髓干细胞与脾脏淋巴系统共同孕育出来的淋巴细胞等，它们是血液中的生命活体，称为神。这些血液中的活体，是用肝脏合成代谢的营养物质喂养的，用它来喂养大脑中枢神经细胞，骨髓干细胞，脾细胞，这些有生命的细胞再孕育出血液活体细胞。所以，人体肝脏合成代谢，仅能把它称作血液营养头道工序。人体血液中的氨基酸、脂肪酸、葡萄糖等营养物质，仅仅是用来喂养造血细胞的营养食材而已。肝脏提供的营养食材，经文称之曰："内谷为宝。"由此看来，人体的分解代谢系统与中间合成代谢系统，它们之间是一个不可分割的有机整体。依照人体的生理，应当把口腔、胃肠、胰胆肝脾肾、心肺循环、血液微循环，看作一个有机的整体，把神经元素的生化系统、内分泌系统、骨髓干细胞、脾脏淋巴细胞网络看作一个有机整体。前一个系统是营造血液营养的有机构成，属于阴；后一个是孕育生命细胞的有机构成，属于阳。用这样的医学方法来整体观察和辨识人体的阴阳平衡转化状态，可能更加准确些。"阴阳者，不可胜数，然其要一也"。这个医学生理方法还有待深入讨论。

下面，详细观察一下肝脏的合成代谢。

与肝脏一同生化加工的是一个有机一体的生化构成。首当其冲的仍然是胰脏，胰脏是一个复合器官，它在为肝脏提供大量生化酶，进行合成代谢生化的同时，胰脏内分泌受脑干中枢神经内分泌调节，通过胰腺分泌胰岛素，将肝脏合成代谢的超标血糖分子，转化为糖原，经血液循环，再转输到肝脏贮存。另一个有机协同的器官是脾脏，脾脏承担着人体三焦微循环静脉回流血液的分解代谢，将衰老血细胞进行分解处理，把它们转化成为肝脏再次循环合成代谢的原材料。人体血液在这种周期性的无限循环的过程中，经过脾脏分解代谢，把分解的血液衰老细胞分子，作为原材料，源源不断地提供给肝脏再加工。肝脏是人体血液营养合成的化工厂，它把脾脏提供的静脉回流血液中的分子原料，如激素碎片、血细胞原料、包括肌体细胞原料等，通过资源再利用，与胃肠道分解代谢所提供的食物营养分子一起，重新合成为细胞的营养物质，经过无限轮回的血液循环，源源不断地提供给下一道加工链条肾脏，在命门与肾髓质激素的作用下，"肾主骨生髓"，将肝脏提供的精微营养成分，一部分转化成为供养神经细胞和骨髓干细胞的营养，一部分通过血液循环，成为周身细胞新陈代谢的营养原料。肝肾加工代谢的化工废料及其多余水分，经膀胱尿道和大肠肛门被排出体外。

肝脏合成代谢加工质量，成为人体血液质量的第一关口，肝脏功能常规运行，人体的血液质量就有了保障。临床观察，若肝脏功能出现了病理，例如出现了"肝阴虚""肝阳上亢""肝瘀气滞""肝肾两虚"等征候，表明人体的血液质量出现了问题。中医学认为，肝脏的功能是一个系统化相互协同的生化结果，必须采用"阳病治阴，阴病治阳"的系统论方法予以诊治。足厥阴肝经经络失调，属于阴经病，应当从阳经失衡来察验和论治。

肝阴虚。肝细胞新陈代谢能力不足，功能减弱，发生肝阴虚。肝阴虚，阴虚生热，阴虚贫血，长期低烧不退。肝阴虚存在综合性的致病因素：

第一，因为脾湿滞运，提供给肝脏的血液原材料不足，不达标，影响到肝功能，而脾湿滞运的病因，主要是由手少阳三焦经微循环瘀阻造成的。治疗肝阴虚，第一个治疗方法就是平衡微循环系统的少阳三焦经。通过平衡调节心包三焦经络，祛除脾湿滞运，解除肝阴虚的病兆。

第二，因为命门神经系统失调，中枢神经对胰脏酶的分泌调节不利，足少阳（胰）胆经的酶调节失调，造成了肝脏细胞生化能力减弱，导致了肝阴虚。治疗肝阴虚，第二个治疗方法就是平衡足少阳胆（胰）经。通过平衡肾与命门经络，命门内分泌系统得到有效恢复，足少阳胰经的酶分泌水平恢复到常规，肝生化能力增强，肝阴虚的病兆就能得到及时有效缓解。

第三，因为肝细胞自身损伤，影响到肝小叶细胞的合成代谢功能，产生了肝阴虚的病兆。治疗肝阴虚，第三个治疗方法就是恢复自身阴阳平衡。通过调节肾与命门，保持并促进足少阳胰经的常规运行（包括胰脏酶素和胰腺胰岛素的常规分泌），与此同时，还要化瘀除滞，有效祛除损伤肝脏的毒素，同时，还要滋补肝、脾、肾、命门，以助肝细胞得到有效再生。

采取"阳病治阴，阴病治阳"的诊治方法，以此类推，不再赘述。

肝肾两虚。肝阴虚不治，病程深入，关联到肾功能减弱，如果下丘脑——垂体——肾上腺轴"命门火衰"，则直接造成肾脏功能减弱，导致水肿，贫血，高血尿酸等各类疾病的发生。肝肾两虚病程深入不治，则陆续发展成为自身免疫缺陷疾病，高血压、高血糖、高血脂等"三高"疾病。

肝阳上亢。病根是肝功能低下，未经代谢的有毒物质重新进入血液循环，对脑神经或末梢神经构成侵伤，引起炎症发热。临床常见如脑膜炎、脊髓灰质炎、蛇盘疮、三叉神经炎之疾病。

肝瘀气滞。这是精神层面的病兆反应。恼怒郁闷情绪造成神经递质释放失调，阻滞着肝经营血周循环，肝阳上亢，胆汁不降反而逆反，是胃底糜烂、胃炎、胆囊炎、胆结石等疾病发生的主要病因。再看看糖尿病的病因，它属于中间代谢综合征范围，病因复杂，肝肾两虚潜在的病兆已经发生，肝肾再遭遇到营养过剩，代谢失调；脾湿滞运，三焦微循环阻滞，血液中的超标血糖代谢不出去。经络失调，足厥阴肝经的营血周循环接受命门内分泌和胰腺胰岛的平衡调节，如果发生了肝瘀气滞，阴经病，必然会造成阳经失衡，命门经络、胰脏经络等内分泌系统，必然产生内分泌失调的病兆，临床表现为肝脾肾功能失衡，胰腺胰岛素调节失能。

总之，与血液相关联的各种疾病，总离不开肝脏合成代谢的问题。治疗血液类疾病，应采用阴病治阳，以谨察肝胰、脾胃、心包三焦、肾命门等阴阳经络失衡为主。

（三）第三环节链： 血液净化代谢

经第二环节链肝脏血液合成代谢之后，仍还残留许多生化废料，这样的不达标的血液成分，不能直接转入到人体心肺血液循环。为此，它进入到人体脏腑营血周循环的第三环节链——肾脏血液净化代谢。

肾脏是人体血液净化代谢，电解质分布，输送骨髓脑髓营养液等功能器官。按照经文"精专者行于精隧"领会，命门肾上腺髓质激素的调节，是决定着肾功能的基本要素。在脏腑营血周循环过程中，肝脏将合成代谢的血液输运给肾脏，经肾小球肾小管的微循环代谢，将血液中的废料以及血液中的多余水分转化成尿液，存入膀胱，排出体外。肾脏净化出来的纯净血液，注入到心肺主静脉，输运给心肺血液循环再加工。这里面存在一个关键环节：第三环节链进入到人体心肺血液循环的血液，不仅含有肾脏微循环过滤了的净化血液，同时，也含有血液新的细胞，源源不断地一同进入到新一轮心肺血液循环。其中包括下丘脑垂体注入到血液中的内分泌激素，骨髓干细胞输入的新的血液细胞（不包括淋巴系统输入到组织液中的淋巴细胞），它们与肾脏净化的血液一同汇入到心肺的主静脉，融合后一起进入到心肺血液循环，经过肺的吐故纳新、新陈代谢，血液中红血球携带的二氧化碳废气体转化成生物氧。经过心肺的新陈代谢，这时的血液，通过肾的净化，通过内分泌激素的介入，通过血液新细胞的补充，其中包括肝脏提供的血清物质，它被称作新鲜血液。新鲜血液作为一个"生命体"，它也是由阴阳两种生命要素构成的，血液中的细胞，血液中的激素，血液中的生物氧，称为阳；血液中的综合营养物质，称为阴。阴阳和合，相互生化，相互制衡，互为一体。西医通过查验人体血液指标，能够辨识病情，中医通过血液流动状态的诊断，能够辨识病情；中西医采用的医学手段，都是建立在人体气血阴阳平衡辨识的基础之上。新鲜血液通过心肺血液循环，进入到人体三焦血液微循环——即人体细胞新陈代谢过程之中。

　　与肾脏做功的是一个协同系统。肾与膀胱相表里，膀胱为大阳经，"主一身表气"。从这个经络学定义看，人体膀胱经络，与丘脑-垂体-肾上腺轴相似，中医把下丘脑-垂体-肾上线轴，这个调节脏腑功能系统，称为命门经络。足少阴肾经与足太阳命门经，是一对阴阳关系，命门经络的肾上腺激素，肾髓质激素，性腺激素等，直接关系着肾脏的净化血液功能及电解质分布、"肾主骨生髓"等功能。《难经·三十六难》曰："肾两者，非皆肾也，其左者为肾，右者为命门。命门者，诸神精之舍所，原气之所系也。"经文描述的"右者为命门"，指的是人体肾上腺，但下丘脑-垂体-肾上腺轴是一个有机系统，中医的命门经络，应当是这个有机系统。人体命门经络，被古医称之为"膏肓"。"病入膏肓"指元气衰竭，为不治之症。传统医学所称"命门火衰"，是元气衰竭的病程起始，"诸神精之舍所"，命门，为脑干内分泌激素的贮藏之所。"原气之所系"中原气，即神经细胞分泌的生化元素。脑干神经细胞生化元素——肾上腺素，作用于协调平衡人体脏腑功能，以实现内环境动态平衡。

　　由此可见，足少阴肾经与足太阳命门经，是一对相互表里，互为依存，相互制衡的阴阳关系，不可能是肾与膀胱相表里。人体的肾脏，它与肾盂，膀胱，尿道是一个有机系统，是互为一体的结构体，它依赖于命门阳气生化。成年人的性功能，第一个是依赖于肝气，"肝主筋"，肝气强，则宗筋硬；第二个是依赖于肾气，肾气足，则宗筋挺；第三个是依赖于心气，心气旺，血液循环通畅，则血气热。归根结底，性功能的肝气、肾气、心气的强弱，全凭神经内分泌的命门阳气的强弱所决定着。少年人阳气强盛，中年人阳气旺盛，老年人阳气衰微。少年人阳气旺，肾气足，尿尿的时候，哧得高且远，老年人阳气衰、肾气弱、尿急、尿频、尿不净。所谓的前列腺炎仅是表证，真实的病理是年衰体弱，命门阳气生化不足。上述生理辨识说明，太阳经主一身表气，应当指下丘脑-垂体-肾上腺轴的命门经络，而不可能是肾——膀胱功能。临床验证，调治膀胱经的药味，用来调治命门有效。

再深入辨识一下。肝脏功能和胰脏功能是一对阴阳关系，属于人体脏腑营血周循环的第二环节链，它与第三环节链的肾脏血液净化循环，是上下游的关系。肝脏代谢指标，胰脏的生化指标，如果阴阳失调，包括血糖，尿酸，酶的指标等，均可以从尿液中检测出来。由此可见，肝、肾、胰、脾、命门各个经络之间有着直接的生理关联。经文曰："胆为中正之官""胆主十一经"，这个"胆"经定义，应当归于胰脏正适合。胰脏酶素是所有脏腑器官生化的催化剂，起到"主十一经"作用，这是无可争议的。在脏腑营血周循环的过程中，胰腺分泌的胰岛素，起到"中正之官"的调节作用。人体的胆脏，它只是肝脏分泌胆汁的贮囊，通过胆管与十二指肠连接，使胆汁、胃液、胰液融合在一起了，才能综合发挥消化吸收分解代谢效能。患上胆囊炎，胆结石，把胆脏切除，将胆管与十二指肠缝合在一起，一般不会影响到胆汁的分泌，对人体机能亦无大碍。临床验证，中医治疗胆经的药味，用于调治胰脏经络有效。

另外，肾气——肾脏功能的强弱，关联着心肺的功能。肾气强盛，净化血液的能力强大，它就会按照脏腑营血周循环的生理机能，通过与心肺连通的主静脉，把净化的循环血液源源不断地输送到心肺器官，机能保障心肺血液循环常规运营。如果"命门火衰"——肾气不足，就会在这个流程中出现机能改变，主要表现为心肺血液循环能力不足。且看"肾主冬""肾脉沉"，肾脏的这个生理特征是由营血周循环的顺序所形成的，包括上个环节链的肝脏生化的血液合成，人体三焦微循环回流到脾脏，经脾脏血液代谢，贮存到肝门静脉的回流血，这些血液细胞含氧量不足，生化能力减弱，血液温度降低，因此，转入到肾脏的血液，形象比喻为"肾主冬"，像冬日冰冷沉寂的河水一样。"肾脉沉"指流通到肾脏的静脉血，因失氧失能，温度较凉沉，脉象上表现为血动力不足，呈肾脉沉之象。如果"命门火衰"，肾脏生化能力不足，肾脏净化血液不能满足心肺血液循环供给需求，其结果必然会影响到心肺的静脉血液回流。常见的慢性病及其疑难杂症，如肺咳、哮喘、心火盛、以及颈椎病、腰脱、腰膝酸软、骨节痛等病症，多具有血瘀，阴虚火盛，气血瘀阻等症候，查体又没有心肺器质性病变，但又疾病缠身，久治不愈，其主要病因应当是命门火衰，肾气不足。这些因命门火衰肾气不足，即第三环节链的血液净化代谢链条出现的病症，属于阴经病，应当阴病治阳，如果医学方法不当，单纯采用抑肝阳、祛心火、补肺阴的治疗方法，那可就是南辕北辙了。

（四）第四环节链：血液循环代谢

血液循环代谢主要指心肺血液循环。

请注意下面一个生理现象：常人胸口窝的膻中穴位一年四季总是温凉的，而四肢末梢经常是温热的，这就是常规血液循环的生理。这是为什么呢？这是因为肾脏净化的静脉血是温凉的，从主静脉回流到心肺，胸口窝触摸到温凉。为什么常人手脚末梢经常保持温热呢？这里面有两个生理：一是内分泌激素不间断地释放，通过垂体丘脑的血管连体，转入血液循环，与肾脏的净化血液一同汇流到主静脉进入心肺，血液中内分泌激素与血液细胞即时发生生化反应而产生动能。一是通过心肺血液循环，肺小叶细胞与血液细胞发生生化反应，吐出二氧化碳，纳入新鲜氧气，与此同时，血液中激素与血管细胞阴阳和合发生动能反应，以及血氧与血糖生化产生热能，血液由温凉升为温热，立刻活跃起来，经过心脏舒张收缩的电能驱动，经过肺细胞吐故纳新，新鲜血液由心脏的主动脉输灌到周身，一直灌到四肢末梢。所以，在人体血液循环过程中，健康人的四肢末梢经常是温热的。

人体心肺血液循环具有的生理特征。心与肺虽然是功能不同两个脏器官，但它们又是一对连体的器官，血管之间相互交错，肺呼吸与心跳同率，彼此相生。另外，中医认为，人体的心脑是一体的。这是因为，人体心脏神经与脑神经直接相连，心素又受到命门肾上腺激素调控。这样一来，脑神经思维的动态与心跳波动一致，心律受到神经内分泌的调控。这样看来，经文用"心主官"的定义来表述手少阴心经功能，是有生理依据的。人体心脑神经相互关联，脑思维情绪发生，必引起心脏异常波动，心脏的异常波动又受到命门肾上腺平衡调控。中医很早就认识到人体心肾相交的问题，把内分泌失调与心素失常定义为心肾不交。如果我们从生理上认识清楚心与脑、心与命门、心与肾等一系列相互关联的问题，把阴阳关系定位准确，我们就能够找到正确的治疗方法。

第一，人体心肺血液循环与中间代谢系统的关系。

如果命门火衰，肾气不足，如果肝瘀气滞，肝阳上亢，如果三焦微循环瘀阻，脾湿滞运，这些中间代谢系统出现的问题，集中反映出来的病情，就是血瘀，血行不畅。它必然会影响心肺血液循环。例如高血压，高血脂、高血糖、慢性咳嗽、哮喘、心脑血管等疾病。

第二，人体心肺血液循环与内分泌系统的关系。

心与脑紧密相连。人的不良情绪反应，刺激神经递质产生焦虑、紧张、恐惧、愤怒等元素，导致心素失调，集中反映出来的病理就是气滞，气阻三焦。临床表现为心动过速、憋气、心律失常、心口窝疼痛、头晕出汗、面部痉挛、手脚发抖、头痛失眠等。

第三，心与小肠，肺与大肠的阴阳表里关系。

在人体脏腑营血周循环的过程中，手少阴心经与手太阳小肠经，手太阴肺经与手阳明大肠经，属于阴阳表里，相互制衡的关系。

如果肾阳虚，手太阴肺经阴虚火旺，阴经病必然引起手阳明大肠经络失衡，发生"五更泻"或"便溏"或"燥结"之类的病情。反过来，手阳明大肠经运转失衡，因肠道激素生化失调，阳经病，必然引起手太阴肺经失衡，出现肺阴不足、干咳、痔疮等病症。经文提到五脏六腑皆令人咳，应当是这个病理。

如果心素调节不利，手少阴心经阳气不足，必然引起心包经，三焦微循环阻滞，连锁引起脾湿滞运，胃肠道消化吸收不良等致病因素，人体就会出现消化不良、营养不足、厌食、消瘦等症状。反之，手太阳小肠经，因胃液、胆汁、胰液综合生化能力失调，或者肠道内分泌失调，都会影响小肠经络运行，阳经病，造成手少阴心经失衡。

中医经络学认为，在人体脏腑营血周循环过程中，手足脏腑六阴六阳经络之间，是互为平衡、相互制衡的关系，阴阳经络平衡则脏腑营血周循环通畅，反之，则失衡。关于对第四环节链的心肺血液循环疾病发生的判断，如果不是先天性心肺疾病或心肺自身器质性病变，心肺疾病主要的病因是在中间代谢环节、命门内分泌环节、心包三焦微循环环节、胃肠道消化吸收等环节发生，临床诊治须谨察阴阳。

（五）第五环节链：三焦微循环代谢

中医三焦经络，指的是人体气血微循环新陈代谢。中华传统医学在两千多年前，就把医学视角聚焦在人体气血微循环的核心点位上，真的是人类医学的奇迹。《黄帝内经》曰："三焦者，决渎之官，水道出焉。"三焦的"焦"字医学解释，即人体气血微循环生化反应的形态显现，如同水蒸气蒸发。"水道"，即人体三焦气血微循环代谢渠道，或称为气血微循环出口。《黄帝八十一难经》对人体三焦生理阐述得更加明确。经文曰："三焦者，原气之别使也，主通行三气，经历于五脏六腑。""原者，三焦之尊号也。五脏六腑之有病者，取其原也。"何为原？"脐下肾间动气者，人之生命也，十二经根本也，故名为原。""命门者，诸神精之所舍，原气之所系也。"由此可见，人体三焦血液微循环与命门内分泌系统是有机一体的，原者，即现代医学的命门——肾上腺。

按照《黄帝内经》指向，三焦经络应当是肺经与命门经所主导的人体气血微循环。经文提到"肺主呼吸""肺主皮毛"，营血昼夜周循环五十周，"交大会于肺经""肺朝百脉"；命门大阳经"主一身表气"。"表气"指人体皮肤腠理表层之间的气血微循环。在内分泌与自主神经调节下，通过肺呼吸，实现人体表层细胞气血微循环代谢。

关于人体三焦水道出口。

上焦。在自主神经和命门肾上腺激素的调节作用下，经肺细胞的气体交换，将人体细胞新陈代谢交换出来的二氧化碳从肺呼吸渠道排泄出体外；另外一个出口，通过皮肤汗腺渠道把细胞代谢出来的液体排泄出体外。上焦渠道，既是人体细胞新陈代谢机能运动的表现形式，也反映出人体保持恒温，保持血液通畅的生理。《黄帝内经》把上焦比喻为"上焦如雾"，形容人的鼻孔呼出来的热气，皮肤汗腺蒸发出来的汗气，就如同寒冷天气所能见到的雾状一样。这样的比喻，即形象又通俗，联想记忆深刻。

中焦。指人体内脏细胞的新陈代谢出口，即脏腑细胞的血液微循环系统。人体细胞新陈代谢的生命运动完全依赖于脏腑营血周循环的营养供给，并且，脏腑细胞也同时进行着新陈代谢生命运动。脏腑细胞昼夜不息的新陈代谢的强度要比肢体细胞大许多。那么，人体脏腑细胞血液微循环代谢的渠道在哪里？答案应当是脏腑及骨骼头颅的表层黏膜。包括脏体黏膜、肠膜、腹腔膜、筋黏膜、骨膜、脑膜等。在器官表层黏膜中，密密麻麻聚集着层层叠叠的毛细血管，每时每刻地都在进行着大量的组织液体的新陈代谢交换，其中人体的心包液和脑组织液交换量最大，脑部的组织液交换量占总量四分之一。中焦脏腑交换出来的废旧液体及其气体，通过静脉微循环，一同纳入主静脉渠道，被脾脏固摄并对血液衰亡细胞进行分解，输运到肝门静脉贮存，进入新一轮脏腑营血周循环。《黄帝内经》把中焦比喻为"中焦如沤"。就是说，它能够用人的肉眼观察到，中焦的气血微循环，人体的脏腑组织，统统被黏膜包裹着，它的形状就如同水洼里浸泡的麻衣物件一样。这表明，中医学在上古时代，已经进入了人体解剖实践，已经深入到了人体脏腑微循环生理，医学成就令人惊叹。证明了中华传统医学早已是一门经过实践验证的医学。

下焦。指人体泌尿系统排泄出口。肝脾肾合成代谢的化学废料，静脉血液中的废弃物，均经胆肠道和肾脏血液净化代谢出去，血液中被代谢出来的废液及多余水分，生化成了尿液，通过肾盂、膀胱、尿道的下焦水道被排出体外。人体下焦，指的是肾膀胱的气血微循环水道出口。《黄帝内经》把下焦比喻为"下焦如渎"，其象形义是，人体的下焦水道出口，如同泉眼潺潺流水一样。

人体脏腑营血周循环，自胃肠肝肾心肺的各个环节，顺序转入到上焦、中焦、下焦的水道出口，完成了皮肤、脏体、四肢百骸的细胞新陈代谢，这一轮的脏腑营血周循环结束，新一轮的气血微循环交换又重新开始，"如环无端，周而复始"，如此周期不断地顺序循环，"昼夜运行五十周"。

依托人体三焦气血微循环生理、病理查证，是中医辨证施治的一个重要方法。"五脏六腑之有病，取其原也。"人体疾病的初始，一般都是在三焦微循环中产生的，毛细血管微循环的细微精密的程度是非常惊人的，人们对心脑血管疾病的认知，往往仅注意心脑血管硬化，却未能在三焦气血微循环方面防范。实际上，心脑血管老化先是从微循环毛细血管不断损伤开始的。三高体征，高血压、高脂血症、高血糖，主要病根是人体中焦脏腑细胞新陈代谢受阻，脏体细胞中的气血阴阳生化失偏，影响到脏腑功能常规运行。以高血糖为例，发病的初始病因是命门内分泌激素失调，属于阳经病，三焦微循环瘀阻，脾脏与肝脏协同失衡，肾脏营血供给不足，渐渐形成了中间代谢综合征，病理显现为足厥阴肝经与足少阳（胆）胰经阴阳生化失和，胰腺胰岛素综合生化失能，血液中血糖成分超标，对人体毛细血管神经元侵害腐蚀极大，血管神经受到了不可逆损伤，血管失去活力，不可逆的僵化老化硬化，临床表现为手脚麻木、高血脂、高血压等病症。病程发展到了心脑血管硬化，发生了急性的心脑血管疾病，说明疾病早已经做成了。中医主张"不治已病，治未病"，实施三焦辨证，依照人体三焦经络的气血微循环的生理病理来辨证论治。

手少阳三焦经络与手厥阴心包经络是一对阴阳关系。手厥阴心包经接受心素调节，不良情绪导致心素调节失衡，则心包经瘀阻、阴阳失和，造成了三焦经络瘀阻。《黄帝内经》曰："二阳之病发心脾"。临床可见，不良情绪造成命门内分泌激素失调，心素调节失常，心包瘀阻，阴经病，造成三焦气血微循环瘀阻。心包经络瘀阻的临床表现，有些人一生气，手脚周身肿胀，气血运行受阻，反映这个病理。

脏腑营血周循环还有一个"脾摄不固"的病理。从病理生理学观察看，三焦代谢的静脉血，如同涓涓溪流归大海，经脾脏固摄，回归到肝门静脉"血海"。脾脏对回流静脉血液具有摄入吸纳以及分解代谢的机能，如果脾脏生理功能低下，脾摄不固，或脾湿滞运——阻碍三焦气血微循环，人体就会出现湿热肿胀。《黄帝内经》曰："诸湿肿胀，皆责于脾。"另外，在临床中，凡是衄血便血等出血症状，多属于脾摄不固。

（六）第六环节链： 血液分解代谢

血液分解代谢是人体脏腑营血周循环的终端环节。

血液分解代谢的主职脏腑是脾脏。西方生理学对中华传统医学"脾为后天之本""脾居中央""脾主四方"等医学概念不甚理解，忽视了脾脏功能。实际上，中医的脾脏学说是不容忽视的，它在人体病理生理学方面意义重大。

1.脾脏具有固摄之功

"脾居中央，脾主四方"。经过三焦微循环代谢，脏腑营血周循环已经走完了一周循环过程，新鲜血液与肢体、脏腑细胞阴阳和合，完成了细胞新陈代谢交换动作，回流的静脉血液成为了待净化的回收血液，经过周转，又重新回到了肝脏合成代谢的起点。静脉血回流到哪里去呢？因为静脉血液中裹挟着衰亡的血液细胞，死亡的淋巴细胞，还有待处理的激素碎片等，肝脏对这样的静脉血液成分无法合成代谢，更不能直接转入到心肺血液循环，心肺器官不具备血液净化功能。那么，哪个脏腑器官具有净化静脉血液的功能呢？是人体的脾、肝、肾生化系统。在这个系统中，其中一个重要的器官就是脾脏，脾脏是脏腑营血周循环的回收单位和血液分解加工场。人体四肢百骸五脏六腑回流的静脉血液，经静脉回流网络，最终被脾脏固摄。"脾为后天之本""脾为血海"，经过脾脏分解净化的血液，源源不断地纳入到肝门静脉，人体血液总量约有70％贮存在这里。脾脏对血液衰亡细胞进行提取分解，贮存在肝门静脉，输送给肝脏，成为肝脏血液合成代谢的原材料。这里须弄清血液营养源头问题：人体胃肠消化系统输运到肝门静脉贮存的血液营养元素叫作原生血液原料，而脾脏输运到肝门静脉贮存的静脉血液成分，应当叫作再生血液材料。这两个血液输运渠道，应称为血液营养源头。肝门静脉同时纳入胃肠道分解代谢的原生血液原料和脾脏分解代谢的再生血液原料，如涓涓细流归大海。中医把肝门静脉称为血海。其中，脾脏分解代谢所提供的再生原料是不可或缺的。从人体病理生理观察，"脾湿滞运"与三焦微循环阻滞有关联；肝脏的"肝瘀气滞"与"脾湿滞运"有关联；它们之间在脏腑营血周循环的过程中间，存在着相互制衡关系。治肝先调脾，脾湿理三焦，这是传统医学活血化瘀之法。

2.脾脏具有防御之能

人体脾脏是最大的淋巴器官。骨髓干细胞生育的淋巴细胞幼体被源源不断地转到胸腺，经胸腺转入脾脏抚养，与此同时，小肠提取的脂肪原料被源源不断地输入到脾脏，经脾脏合成淋巴液，用来哺育淋巴细胞幼崽，成熟的淋巴细胞通过脾脏和淋巴管，被源源不断地输入组织液中，承担灭活有害细菌、病毒的防御职能。衰亡的淋巴细胞进入血液静脉管网，再重新返回脾脏。经分解加工，转化为淋巴细胞重生原料，转入门静脉贮存，肝脏合成加工。

关于脾脏的病理。中医有"脾为后天之本""多思伤脾""脾为仓禀""诸湿胀满皆责于脾"等许多有关脾脏的病理论述，而且在临床实践中，离不开补脾、健脾、醒脾、温脾祛湿总提纲。这是因为足太阴脾经在人体脏腑营血周循环中，占据着血液回流固摄的枢纽作用。

多思伤脾。脾脏是一个血液黏稠的脏体，"钻牛角尖"的负面情绪，阻滞神经系统阳气生化，发生脾湿滞运。足太阴脾经瘀滞，三焦静脉血液回流不畅，必然再加重脾经瘀滞。阴经病，必然造成阳经失衡。与足太阴脾经互为制衡的阳经，是足阳明胃经，足太阴脾经病，运行缓滞，足阳明胃经失去平衡，虚火旺盛，随机将会发生一系列的肝脾胃疾病及脑神经方面的疾病。

脾为后天之本。脾脏分解大量的血液衰老细胞及激素碎片，这些分解物质是肝脏合成代谢必不可少的原料。血液中已存的各类元素是人体多器官综合生化的成果，胃肠营养吸收仅是血液营养补充，人的体质强壮，非胃肠营养一日之功，完全在于脾脏分解代谢所提供的血液成分，它是肝脏合成代谢的主要来源。如果脾湿滞运，肝胰肾骨髓以及脑中枢神经细胞就会缺失血液原料，人的体质就得不到健康保障。明白了这个生理，就能深得"脾为仓禀""脾为后天之本"的三昧真火。

诸湿胀满皆责于脾。这里面存在着这样一个医学逻辑，恼怒气愤或悲伤郁闷情绪，瘀于手厥阴心包经，造成手少阳三焦经微循环阻滞，接着瘀于足太阴脾经，加重阻滞三焦静脉血液的回流。人体三焦经络瘀滞，气血回流不畅，瘀在中焦脏腑，病理反应为"胀满"，瘀在上焦皮肤腠理，病理表现为水湿肿胀，瘀在下焦肝肾，则腿脚水肿，眼睑水肿。医谚曰："肾为先天之本，脾为后天之本"，医学的指向是，下丘脑——垂体——肾上腺轴是元气的发源地，脾固摄四肢百骸回流静脉血液，是血的发源地。"人之所有者，血与气耳"。命门与脾，是人体气血阴阳——脏腑营血周循环的重地，一个是气的发源地，一个是血循环的枢纽，谨察命门与脾，捕抓病机，诊察认证，就等于牵住了疾病的牛鼻子。

以上为人体脏腑营血周循环六个环节的连接线路：胃肠分解代谢＋脾脏分解代谢=人体血液原料的两个渠道→（汇合肝门静脉——血海）→肝脏营养合成代谢→肾脏血液净化代谢→心肺血液循环代谢→三焦微循环代谢→脾脏血液分解代谢→（再汇合贮存于肝门静脉——血海）。营卫气血昼夜循环五十周，夜归太阴，昼行于表，阴阳相贯，如环无端。这个人体脏腑生理病理医学精要，是两千多年前中医学的伟大发现，本文以简约的方式把它整理出来，命题曰：人体脏腑营血周循环。

人体脏腑营血周循环处在六阴、六阳，脏腑十二经络相互平衡的运行状态，平衡则康，失衡则病。神经与脏腑，卫气与营血，是相互平衡相互制衡的关系。脏腑营血周循环，其血液循环是平衡流动状态的，采用现有的医学手段，只能从人体血液循环中，体察出来脉象波动，但是无论如何是看不出来血液流向的，血液流向在人体生理解剖学中也一直没有被发现。人体脏腑营血周循环的医学发现，是基于中医经络学的医学假说，它建立在人体"营卫气血昼夜循环五十周，阴阳相贯，如环无端"医学实践基础之上。采用人体脏腑营血周循环观察方法，辨识脏腑十二经络平衡状态，是临床医学"药证相应""有是证，用是药"的理论基础，笔者在临床实践中采用了这个理论方法，证明行之有效。

第四章　营卫经络

《灵枢·营卫生会》篇："清者为营，浊者为卫，营在脉中，卫在脉外，常营无已，周而复始。" "卫气昼行于表，夜归太阴，如行之日月。"

《汉书·艺文志》："医经者，原人血脉，经络，骨髓，阴阳，表里，以起百病之本。"

《灵枢·经脉》："经脉者，所以决死生，处百病，调虚实，不可不通。"

人体卫气、营血、三焦、命门、经络，它们是一个整体，是人体神经、脏腑、经络、微循环，新陈代谢有机一体的生理，是一个整体，是不可拆分的生命运动。如果拆分开来分析各个功能，这里面的任何一个概念也解释不清楚，必然陷在到盲人摸象的迷茫的混乱状态之中。清代医学大家叶天士和吴鞠通传承古医学，创立了卫气营血辩证与三焦辩证，其中蕴藏着很深奥的医理，值得我们深入学习讨论。

一、人体是一个先天发育的生命

《灵枢·经脉》："人始生，先成精，精成而脑髓生。"

《素问·阴阳应象大论》："人生之本，精与气耳""精者身之本，气者神之主。"

《素问·调经论》篇："人之所有者，血与气耳。"

下面，我们采用人体解剖学和生理学的方法加以解析：

现代解剖学发现，人体胚胎在母体中孕育三周左右时间，用肉眼最先观察到的是人体头颅和脊柱的连体，在这个连体中依稀可见到跳动的心脏肉芽。如何来看待这个生理呢？人体生命源于"一点真元之气""人始生，先成精，精成而脑髓生"。根据经文讲的医学原理，人的原始生命是由一个受精卵子构成的，"一点真元之气"，指的是受精卵子的基因图谱，它是一个制造人体的设计方案与加工工艺。人体发育是由一个受精卵子细胞裂变生殖开始的，细胞内存的基因元素为阳，母血为阴，阴阳和合，通过"一生二，二生三，三生万物"的集束裂变，快速发育成了人体胚胎雏形，三周左右的胚胎雏形就是人体头颅脊髓相连的脑中枢神经结构体，也就是人体中枢神经系统。传统医学把它描述成为"脑髓生"。这个"脑髓生"，是由原始细胞的神经元素——"精"裂变生成的。这个"精"的细胞，传统中医认为是"父精母血"，现代医学认为是受精卵子，它是由父母的祖系干细胞遗传因子相互媾合生成的。

我们应当承认这样的人体生理：人体胚胎发育是各个机能组织相生共存，相互协同，有机一体的生长。起主导作用的是受精卵子细胞的"精"，与母体的"血"，在人体组织细胞裂变过程中，"精者身之本，气者神之主"。从胚胎最先发育看，我们采用逻辑推导可以得知，受精卵子细胞的"精"元素，与母体血液循环获取的"血"元素，二者之间融合，构成了一个新生命体的气血阴阳关系，这是一个新生命体的始创。通过阴阳和合，发生生化，产生了元气能量，从工艺制造上，这个元气之"气"，就是制造人体的圣手。在气的作用下，通过细胞集束裂变，它最先把胚胎——脑中枢与心脏血液循环的基本雏形制造出来了。人体胚胎是一个极其复杂细微的生理结构，有中枢神经，有与母体连接的心脏血液循环，在这个胚胎内部，有神经束，有精髓渠，有骨骼，有血管，有淋巴管，有肌肉。在这个有机的精微系统之中，每个细胞的裂变生殖，都是通过神经系统与血液循环系统的精与血两种元素的阴阳和合——生化作用下发育的。由此可以得知，人体组织细胞与神经体系、血管体系有机相连，按照原始基因图谱设计，有序排列成为有机一体的组合。每一个细胞的裂变生殖，它都是在神经细胞，血管细胞先一步的裂变生殖、编织形成神经与血液网络的前提下，一体连接搭建的。也就是说，通过神经与血液，人体组织细胞都是由神经细胞的"精"与血液循环系统的"血"的阴阳生化，在生化元气的作用下创造出来的。由此，可以判断，人体神经系统、血液系统、结构、细胞是在先天制造过程中的有机一体的发育。这样的基因图谱设计方案，这样的一体连接的生理制造工艺，是极其复杂精细的。人体生理虽然复杂精微，但无非就是中枢神经细胞化学元素与血液营养元素——精与血的阴阳和合，产生出元气，在元气的作用下生成的。《黄帝内经》曰："人之所有者，血与气耳。"

随着最初制造的人体胚胎成型，按照生命基因图谱设计及其工艺排列顺序，神经与血液这个生命元气圣手，循序渐进地向脑神经系统、脏腑系统、四肢骨骼肌肉组织延续发育，直至完整地制造出一个生命体来。中医讲，元气是生命之根，元气无，则生命绝。这是什么意思呢？就是说，生命基因的一点真元之气，先制造出脑中枢神经系统，"人始生，先成精，精成则脑髓生"，中枢神经形成综合功能之后，逐渐减少并脱离母体的元气生化，自为的释放"精"的生化元素，与母体供应的血液营养元素相互融合，阴阳和合，独立产生生命元气能量。这种元气能量，不仅神奇地生化了细胞裂变，制造出整个生命，脱离母体之后，这个生命元气能量，将一直主宰着人体细胞新陈代谢生命运动，成为生命运动之源，成为生命之根。人是自然生物，沿着生物的生长壮老已的生命周期，由受精卵子的"一点真元之气"发生，到元气的逐渐强盛，再由盛转衰，元气逐渐减弱，衰竭，气血生机能量缺失，直至阴阳分离，真元之气所主宰的细胞新陈代谢运动能量没有了，整个生命运动也就停止了。

二、人体是一个机能运动的整体

随着胎儿脱离母体来到世界的第一声啼叫，肺呼吸器官打开了，它标志着人体五脏六腑的脏腑营血周循环全线运营开通，从此刻起，人体脏腑营血周循环，周而复始，如环无端，一直运行到生命运动终止。我们如何来掌握人体脏腑机能原理？《难经》中的"血为荣，气为卫，相随上下，谓之荣卫，通行经络，营周于外"22字精要，精准地揭示了脏腑运动机理。中医的卫气、营血、三焦、命门等生理医学，同时出自《难经》。这些宝贵的医学精髓，应当是以《难经》撰著者扁鹊为代表的医学群体，在掌握人体生命运动原理的基础上，通过医学经验总结发现的，这是中医所蕴藏着的极其珍贵的瑰宝。

如何认识人体生理运动，请看医学经典的描述：

《灵枢·营卫生会》篇："泌糟粕，蒸津液，化其精微，上注于肺脉，乃化而为血，以奉生身，莫贵于此，故独得行于精髓，命曰营气。"

《素问·痹论》篇："荣者，水谷之精气也，能入于脉也。卫者，水谷之悍气也，不能入于脉。循于皮肤之中，分肉之间，熏于肓膜，散于胸腹，逆其气则病，从其气则愈。"

《灵枢·营卫生会》篇："清者为营，浊者为卫，营在脉中，卫在脉外，营周不休，五十而复大会。"

"故太阴主内，太阳主外，各行二十五度，分为昼夜。"

"故五十度而复大会于手太阴矣。"

关于人体的卫气营血。

　　根据经文所示，中医学的营卫区分如下："清者为营，浊者为卫，营在脉中，卫在脉外，营周不休，五十而复大会。""荣者，水谷之精气也，能入于脉也。卫者，水谷之悍气，不能入于脉。"

　　"卫气行于阴二十五度，行于阳二十五度，分为昼夜""太阴主内，太阳主外，各行二十五度，分为昼夜。"

　　我们用白话文把它翻译过来，意思是人体的血液生成，它是通过口腔胃肠肝肾胰胆，对食物"泌糟粕，蒸津液，化其精微"，其中包括肝肾生化的血液营养元素，命门神经内分泌激素，骨髓干细胞的血液细胞，"上注于肺脉"，经过心肺交换，"乃化而为血"，转换为新鲜血液。

　　小肠大肠消化吸收的营养物质，一部分输送到肝门静脉，经肝细胞合成代谢及肾细胞净化代谢，转化成血清蛋白，输入到血液循环之中，它的形态比较清，中医给它起个名字，叫作"清者为营"。为什么叫作"营"呢？采用经营之道来比喻，它在人体血液循环过程中，营周不息，滋养人体生命。营血，经文也把它称作"荣"，确切地说，它是血液中的营养成分。营，营造过程，荣，血液营养。肠道消化吸收的另一部分，属于较混浊黏稠的脂肪成分，它不能全部混在新鲜血液中营运，一部分被输入到脾脏，经过脾脏生化，成为抚育淋巴细胞的淋巴液。脾脏接收从胸腺转运过来的淋巴细胞幼体，成熟之后，随着淋巴液通过淋巴网管，输运到周身组织液之中，发挥防疫灭活病菌作用。正是因为淋巴细胞具有防疫本能，故称为"卫"。淋巴细胞，悍气盛，行动迅猛，因此，它与常规稳态的血液细胞不一样，它不能直接进入到常规的血液循环之中，它的循环渠道，先是由脾脏淋巴管输运到细胞间液中，衰亡的淋巴细胞再通过静脉微循环，回收到脾脏，被脾脏分解，将分解的成分提供给肝肾及骨髓造血干细胞重新再造。这两个循环系统，被描述为"营在脉中，卫在脉外"。

　　"卫气行于阴二十五度，行于阳二十五度，分为昼夜""太阴主内，太阳主外，各行二十五度，分为昼夜"。这个"卫"，不再是上述所讲的淋巴细胞的防卫能力，而是指守卫人体血液循环机能调节能力。这个生理机能调节能力，是专门来守卫脏腑营血周运行的，与血液有机一体，传统医学用一个集合概念来表述，叫作"卫气营血"。

中医的"卫气营血"，与现代医学的人体内环境动态平衡原理相符。近代医学的卫气营血辨证，传承于古代医学家扁鹊，把医学诊治的基点建立在人体脏腑营血周循环的生理基础之上。

中医的卫气营血，"血为荣，气为卫，相随上下，谓之荣卫，通行经络，营周于外""卫气行于阴二十五度，行于阳二十五度，分为昼夜""太阴主内，太阳主外，各行二十五度，分为昼夜"。

解析如下：人体的神经系统与脏腑系统是有机一体的。脏腑营血周循环，周而复始，如环无端，保持脏腑营血周循环平稳有序运行的是自主神经和周围神经。人的心理情绪刺激，生理感应刺激，会影响到脏腑机能改变。这个发生过程如下：自主神经和周围神经把脏腑波动指标，以电信号的形式通过脊髓神经束传递到脑中枢，旧皮质层将信号转化为心理情绪或生理知觉，例如愤怒、紧张、兴奋、恐惧、哀痛等情绪感应，饥、渴、冷、暖等知觉感应。通过脑中枢，神经递质释放生化元素，刺激脑干分泌神经内分泌激素予以调节，内分泌激素随血液，与脏腑细胞发生阴阳交合。内分泌激素为阳，脏腑细胞为阴，阴阳和合，通过激素对脏腑细胞的机能调节，使脏腑营血周循环由原来的失衡，平衡调节为稳态。这个脏腑平衡调节机制，被《难经》精炼描述为"血为荣，气为卫，相随上下，谓之荣卫"。这里的"血"，指的是人体脏腑营血周循环，这里的"气"，指的是神经递质和神经内分泌在与脏腑细胞机能调节过程所产生的生化能量。这是对人体内环境动态平衡调节过程中的卫气营血"相随上下"描述。

在内环境动态平衡机制作用下，卫气营血相随上下，"通行经络，营周于外"。所描述的是人体血液循环和细胞新陈代谢的生理运动过程。人体脏腑营血周循环，经过肺细胞气体交换，转换为新鲜血液，再经过心动脉输出，肾脏电解质输布，新鲜血液与细胞发生阴阳和合生化，经过周身细胞吐故纳新新陈代谢，转输到静脉血液中的垃圾通过三焦血液微循环渠道，被排出体外。这个细胞新陈代谢的过程，《难经》把它描述为"营周于外"。

下面详细考察一下卫气维护运行的生理。《灵枢·营卫生会》篇曰：卫气"常与营俱行于阳二十五度，行于阴亦二十五度一周也，故五十度而复大会于手太阴矣。""太阴主内，太阳主外，各行二十五度，分为昼夜。"这里面所讲的，受脑中枢神经支配，接受神经递质与内分泌调节，形成了脏腑营血周循环的生理，被经文描述为卫气"常与营俱行"。人体脏腑营血周循环，昼夜运行各二十五度，五十度为一周，复大会于手太阴肺经。也就是说，人体脏腑十二经络卫气营血的周运行，是按照天地昼夜的自然规律来运行的：每日凌晨3—5点，即黑夜向白昼转换的寅时时分，这个时候，脑干中枢神经细胞释放觉醒因子，刺激肾上腺素增量释放，人体血压、心率、血氧、呼吸等生命体征指标，随着脏腑功能增强而发生动态改变，由夜间的深度睡眠渐至转入到浅睡眠或清醒状态。人体脏腑营血周循环在命门肾上腺，即下丘脑-垂体-肾上腺轴的调节作用下，体征指标向增强改变，阳气旺盛，卫气营血周循环由夜间的"夜入太阴"向白昼的"太阳主一身表气"转变，人体气血充足，充满能量。为什么称作"复大会于手太阴"呢？这是因为每日寅时，是人体脏腑十二经络中的手太阴肺经当值时段，受脑干觉醒因子刺激，受肾上腺素增强调节，脏腑营血周循环提速，复大会于手太阴肺经异常明显，心肺血液循环提速，周身细胞新陈代谢加速，使人感到呼吸通畅，头脑思维敏捷，肢体温热，充满能量。

从人体生理医学观察，中医学的人体生理昼夜运动区分与我们肉眼所感知的不一样。受自然规律调节，每日寅时开始，是昼的起始，它依据脑干神经释放觉醒元素的时间段来确定。昼的白日，人体脏腑营血周运行"太阳主外"，即觉醒元素刺激肾上腺增强释放的调节作用下，脏腑营运能力增强，血液微循环于上焦的皮肤汗腺代谢能力增强，称为"肺主皮毛"。经文中的"太阳主外"，也就是现代生理学所定义的正交感神经调节作用。白昼的时间段，人体脏腑营血周循环在"太阳主一身表气"——正交感神经调节作用下，从寅时三点开始，连续运营十二小时，经络周运行区间为二十五度，到下午三点申时结束。每日申时起，人体脑干中枢神经开始分泌释放褪黑激素，受褪黑激素调节，太阳经络，即下丘脑-垂体-肾上腺轴所释放的肾上腺素能量逐渐减弱，每日申时，下午三点至五点，人往往感觉精神疲乏，注意力不集中，这是因为人体脏腑营血周循环在卫气减弱的状况下，气血能力减弱，卫气营血的运行由白昼的"太阳主外"状态，逐渐转化为"夜入太阴"状态。经文中的"夜入太阴"，也就是现代生理学所定义的副交感神经的调节作用。"夜入太阴"是怎样的生理呢？脑干褪黑激素，起到催眠的作用，让人感到昏昏欲睡，进入睡眠状态之后，肢体得到了休息，肢体组织细胞新陈代谢减缓，随着休息，命门太阳经络调节机能减弱，在机能减缓作用下，脏腑营血周循环运行功能随之减弱。当卫气营血处在人体睡眠状态时，由白昼"太阳主外"周身气血旺盛条件下，转归到"夜入太阴"状态。什么叫"夜入太阴"呢？当褪黑激素催人入睡，达到深度睡眠之后，呼吸、心跳、血流等体征指标减缓，皮肤表面温凉。这个时候，人体脏腑与肢体细胞得到充分休息，由白昼的肢体运动状态转入到细胞自我修复，人体脏腑营血周循环，表现为上焦气血微循环减缓，中焦和下焦脏腑细胞代谢能力增强，血液微循环集中于足太阴脾经、足厥阴肝经、足少阴肾经的细胞修复过程之中。从午后申时，"太阳主外"开始向"夜入太阴"转归，至第二日凌晨的寅时，连续运营12个小时，经络周运行区间为二十五度。白昼，由正交感神经主司经络运行12小时，运转二十五度；夜晚，由副交感神经主司经络运行12小时，运转二十五度；一昼夜24小时，人体经络运行一周，合计为五十度。自第二日寅时起，脑干中枢释放觉醒元素，刺激肾上腺素释放增强，"太阳主外"正交感神经当值，手太阴肺经气血旺盛，经文描述为"复大会于手太阴矣"，这个内环境的场景应当这样描述：受脑干警醒元素刺激，太阳主外——肾上腺素增量释放，阴阳和合，胃肠脾肝肾胰合成加工的血液营养，脑干中枢内分泌激素，骨髓干细胞的血液细胞，增加提供给心肺，经心肺血液循环，使周身细胞新陈代谢运动更加旺盛。

　　从上述解析中，我们可以理解经文的原义，人体的卫气营血是神经与脏腑一体化的生理，卫气营血"相随上下"受中枢神经系统生化规律所支配。

三、人体经络的生理

人体经络学说是传统医学的伟大发现，它显示人体卫气营血周循环的运动状态，它是神经与脏腑，气与血的平衡运行的生理反应。中医经络，成为中医诊断学，医药学，以及针灸按摩的诊治基准和平台。《灵枢·经脉》曰："经脉者，所以决死生，处百病，调虚实，不可不通。"

如何认识人体经络？

《灵枢·脉度》曰："经脉为里，支而横者为络，络之别者为孙。"《素问·调经论》曰："夫十二经脉者，皆络三百六十五节。"《难经·三十六难》曰："命门者，诸神精之所舍，原气之所系也。"《难经·六十六难》曰："脐下肾间动气者，人之生命也，十二经之根本也，故名曰原。""五脏六腑之有病者，取其原也。"《汉书·艺文志》曰："医经者，原人血脉，经络，骨髓，阴阳，表里，以起百病之本。"

解读如下：经络也称经脉，它是神经脏腑卫气营血相随上下，一体循环的结构体。人体主动脉为经，横的分动脉为络，分布周身的毛细血管为孙。人体脏腑经络的百节活动，古医学采取天地人相参，发现并掌握应用了脏腑十二经脉，三百六十五个经穴的经络模型，"夫十二经脉者，皆络三百六十五节"。经络中的百节活动都具有神经反射特征。

卫气护卫着营血相随上下，交感神经支配着卫气营血有规律地运行，每日寅时正交感神经当值，命门肾上腺素分泌旺盛，脏腑营血周循环受太阳经支配，"主一身表气"；到申时时分，副交感神经当值，命门肾上腺素减缓，到了肢体停止活动的睡眠时候，肌体细胞血供减少，卫气营血主要围绕着脾肝肾胰中间代谢运营，进入到加速清除血液垃圾和细胞自我修复时段。到了第二天寅时时分，人体十二经络的周运行又从手太阴肺经重新开始，以此周而复始，如环无端。这就是人体经络周循环运行模式，由此护卫着脏腑营血周循环有规律地运行。归根结底，人体十二经络的本原是中枢神经系统，脏腑运行受丘脑-垂体-肾上腺轴调节，中医称之为命门。命门为神经原气所系，神经内分泌激素与血液共同在脏腑营血周循环中运行，与肌体细胞阴阳交合，达到阴阳平衡，才能保证脏腑营血周循环按照经络运行规则有序运营。人体脏腑所发生的功能性疾病，一般都是由神经元素与血液细胞、机体细胞阴阳失和产生的。

当然，研究人体经络生理，不能把它提取出来，单独来进行所谓的实证研究，这是不符合人体机理的。传统医学的研究方法，将人体脏腑营血周循环，与十二经络卫气营血运行规则，与骨髓干细胞造血功能，与阴阳表里寒热虚实的诊治方法，有机地融合成一个整体，形成一个完整的符合人体运行机制的经络学说。

中医经络学说是一门病理、生理临床应用医学，它不仅能完整地反应人体神经与脏腑，卫气与营血作为一个有机整体的机能运动生理，而且能通过十二经络的阴阳平衡状态来察证诊治疾病。从经络医学的原理看，卫气营血相随上下，构成一个连接一体的经络体系：①手太阴肺经从藏走手，与它相连接的是手阳明大肠经，肺络大肠，大肠经从手与肺经相连接，从手走头。手太阴肺经与手阳明大肠经，构成一对阴阳关系，在脏腑营血周循环过程中，相互保持气血阴阳平衡，若阴阳失调，则发生病情，阳病治阴，阴病治阳，以求阴阳平衡。②手少阴心经从藏走手，与手少阴心经相连接的是手太阳小肠经，心络小肠，小肠经从手与心经相连接，从手走头，手少阴心经与手太阳小肠经，构成一对阴阳关系。③手厥阴心包经从藏走手，与手厥阴心包经相连接的是手少阳三焦经，三焦经从手与心包经相连接，从手走头，手厥阴心包经与手少阳三焦经，构成一对阴阳关系。④足阳明胃经、足太阳命门经、足少阳胰经，这三条足阳经与三条手阳经在头部相互连接，由头走足，分别与足太阴脾经，足少阴肾经，足厥阴肝经相互连接，构成三对足阴阳经络相互平衡、相互制约的关系。

从针灸治疗的临床经验看，针灸取穴，采取的治疗方法是上病下调、下病上调、左病右调、右病左调。这说明人体经络，它既是脑中枢神经与周围神经上下连接的神经网络，同时也是神经元素与肌体细胞发生阴阳生化而产生机能运动的活体，由它来调节并支配着脏腑营血周循环。同样，药物治疗也是采用药味归经的原理。《难经》对此描述：

"卫气营血，相随上下，常营无已，周而复始。""脐下肾间动气者，人之生命也，十二经之根本也。"由此可以明确提出人体经络概念，即人体经络是卫气营血相随上下，按照自然生物运动规律，保持脏腑营血周循环的神经与脏腑相连接的结构体。

四、中医脉诊的生理

中医脉诊医学，集大成者是扁鹊的《脉经》，可惜早已遗失。现在我们从扁鹊撰著的《难经》中，可以拾得一些脉诊的精髓，在现存的医学经典中，《难经》论脉最详。

关于脉诊的生理。《难经·一难》曰："寸口者，脉之大会，手太阴之脉动也。""人一日一夜，脉行五十度，周于身。""寸口者，五脏六腑之所始终，故法取于寸口也。""尺寸者，脉之大要会也。从关至尺是尺内，阴之所治也；从关至鱼际是寸内，阳之所治也。"

扁鹊脉诊采用的是阴阳诊脉。

《难经·四难》曰："脉有阴阳之法，何谓也？浮、沉、长、短、滑、涩也。""浮、滑、长为阳；沉、短、涩为阴。"

"一阴一阳脉：沉而滑；一阴二阳脉：沉滑而长；一阴三阳脉：浮滑而长，时一沉。一阳一阴脉：浮而涩；一阳二阴脉：长而沉涩；一阳三阴脉：沉涩而短，时一浮。"

"各以其经所在，名病逆顺也。"

诊脉时，临床查验脉象虚实最为紧要。《难经·四十八难》曰："何谓虚实？脉之虚实者，濡者为虚，紧牢者为实。""邪气盛则实，精气夺为虚。"《难经·六十一难》进一步解释："切脉而知之者，诊其寸口，视其虚实，以知其病，病在何脏腑也。经言以内知之曰神，此之谓也。"《素问·玉机真藏论》对病情的虚实归纳概括为："脉盛，皮热，腹胀，前后不通，闷瞀，此谓五实。脉细，皮寒，气少，泄利前后，饮食不入，此谓五虚。"

经言："有胃气者生，无胃气者死。"何谓胃气？《素问·平人气象论》曰："脉无胃气者死。所谓脉不得胃气者，肝不弦肾不石也。"脉动有力为实，无力为虚，从脉象论："濡为虚，紧牢者为实。"

以下是对中医脉诊解析：

脉诊是"望闻问切"四诊方法之一，脉诊主要是通过诊察人体脏腑十二经络阴阳平衡状态来查验病情。中医脉诊与西医的设备仪器及生理指标察验的医学方法差不多，区别在于西医是通过病兆影像和指标异常来判断病情，中医是通过脉象来判断人体十二经络生理机能的运行状态。西医通过生理指标查病，中医通过经络平衡状态察证。

关于"独取寸口"的脉诊。中医在手腕桡骨寸口部位来诊查脉象，寸口在手太阴肺经脉。为什么要"独取寸口"呢？"寸口者，脉之大要会也"。人体十二经脉，一呼一吸，脉四动，一昼夜运行五十度为一周，寅时大会于手太阴肺经，这是十二经络循环生理。运行期间，周而复始，如环无端。在其不停息的循环运行中，在不间断地脏腑营血周循环的生化中，其循环顺序是人体三焦微循环回流的静脉血，通过脾脏固摄，分解代谢，输送给肝脏，肝脏对脾脏分解代谢的静脉血液及其胃肠分解代谢提取的营养物质，经过合成代谢，再转输给肾脏，经肾脏净化加工的血液，再上传输给心肺，与此同时，命门内分泌激素，骨髓干细胞的血液细胞，一同进入主静脉，输入给心肺。通过心肺新陈代谢，这个时候，人体的血液就成为了全要素的新鲜血液，由心肺输送到周身，通过三焦微循环来实现人体细胞新陈代谢的生命运动。通过三焦气血微循环，将新鲜血液再转换为静脉血液，由脾脏固摄，再转入新一轮的脏腑营血周循环。人体脏腑营血周循环，每时每刻都在不停息地运行着，经过心肺的气体交换，每时每刻都将脏腑营造的血液转换成为全要素的新鲜血液。由此可见，手太阴肺经寸口经脉部位流动的血液，是脏腑营血周循环生化出来的新鲜血液，在手太阴肺经的寸口脉位，人体胃、肠、脾、肝、胰、肾、命门、心包、三焦、心肺等十二脏腑的功能状态及其脏腑之间的相互协同平衡状态，都能够通过寸口的气血脉动，以不同的脉象，有规律地反映出来。"寸口者，脉之大要会也""寸口者，五脏六腑之所始终"，《难经》所讲的生理，应当是"独取寸口"脉诊的原理所在。中医的脉诊建立在人体脏腑十二经络运动规律及其脏腑营血周循环的生理病理基础之上。中医经络和中医脉诊是早熟的诊治医学，迄今仍处于世界医学前沿。为什么说中医脉诊处在前沿医学呢？

因为唯有中医脉诊，能够把人体神经与脏腑的生理规律，有机融合为一体，成为临床诊治的一个有效方法，而西方生理病理医学至今还未能发现和应用。

遵循《难经》阴阳脉法，概要解读如下：

悉数脉象，知其内也。

《难经》脉学中所讲的"尺内脉，阴之所治也，寸内脉，阳之所治也"，指的是脉诊部位。左手挠骨的寸关部，两指诊的是心与肝脉位，右手挠骨的寸关部，两指诊的是肺与胃脉位。这是寸内脉，也称作寸关脉。左手挠骨关尺部，两指诊的是肝与肾脉位，右手挠骨关尺部，两指诊的是胃与命门脉位，称作为尺内脉。

为什么说寸关脉为"阳之所治"呢？这是因为心肺传输的新鲜血液是全要素的血液，经过心肺的气体交换，其中血液中的激素、血氧、葡萄糖迅速地与血管细胞发生阴阳和合生化，快速提升血管细胞运动能量与热能，在心肺寸内脉，气血旺盛，脉动显示最为明显。这个时候，血液中阳气最盛，故称作"阳之所治"。寸内脉，平人的脉象应当是一呼一吸四至，脉动显示平稳有序，和缓有力。

为什么说尺内脉为"阴之所治"呢？这是因为心肺输出的动脉血液，经过毛细血管三焦水道的气血微循环，经过与周身细胞新陈代谢交换，返回到脾脏分解的静脉血液，应视为血液再生资源，不再具有完全新鲜血液的元素，其中的血氧、激素、糖类已经明显减少，血液热能量降低，血液的蠕动能力，除了依赖血管及血液细胞活力之外，主要依靠心肺循环与脾肝肾脏器官的微循环的生化驱动。这个时候的平人脉象，因静脉血液温凉所导致，肝脉弦而柔，胃脉和缓，肾脉沉而均衡，命门脉象沉缓。正是因为脾肝肾的营血周循环的生理，中医把脾肝肾定义名阴脏，故称作"尺内脉，阴之所治"。

中医以胃气有无来预测生死。所谓的胃气，指的是人体血液营养的生化能力。血液营养生化能力，指的是脾脏的血液分解代谢能力，肝脏的合成代谢能力，肾脏的血液净化能力，人体脾肝肾有机合成的综合生化能力，被称为中间代谢能力。这个脾肝肾的综合生化能力被传统医学统称为胃气。"所谓脉不得胃气者，肝不弦肾不石也"。察验胃气，肝经脉动若弦而柔，肾经脉动若有沉象信息，沉疴虽危重，尚有一线生机；若肝经脉动已无弦象，肾经命门脉动沉无脉息，证明病人的中间代谢生化功能基本无能，脏腑营血周循环已经生化不出新鲜血液来，回天无力，危在旦夕。

（一）《难经》脉学中的阴阳关系

所谓阴阳脉，指在临床诊治中，对人体脾、肝、肾、心、肺、心包等六条阴经，与胃、胰、命门、小肠、大肠、三焦等六条阳经，相互指证，辨认是否保持气血阴阳平衡。具体说来，在查验人体脏腑营血周循环过程之中，足太阴脾经与足阳明胃经，足厥阴肝经与足少阳胰经，足少阴肾经与足太阳命门经，手少阴心经与手太阳小肠经，手太阴肺经与手阳明大肠经，手厥阴心包经与手少阳三焦经等六阴、六阳经脉之间，是否在脏腑营血周循环过程中保持阴阳平衡。平衡为常，失衡则病。这种脏腑之间的阴阳平衡关系，受神经所主导，表现为阳病治阴，阴病治阳，上病下调，下病上调，左病右调，右病左调。同时，还表现为十二经络脏腑阴阳关系，受相互平衡制约。例如，心脏的血液循环功能与小肠营造血液营养的功能，两者之间相互平衡又相互制约。脏腑其他阴阳经脉亦如此。

（二）《难经》脉学中的阴阳脉象

阴阳脉象采用"浮、滑、长为阳；沉、短、涩为阴"的简约辨识方法。"各以其经所在，名病逆顺也"。阴阳脉法形成了一个简约脉象图谱。阴阳脉法，通过不同脉象的诊察来及时把握病机，综合认证，辨证施治。阴阳脉象，出现浮、滑、长的脉象为阳经病；出现沉、短、涩的脉象为阴经病。同时，还要察验正在演变的病机，即阴阳脉象中的一阴一阳，一阴二阳，一阴三阳，或一阳一阴，一阳二阴，一阳三阴等不同脉象的辨识。不同脉象，本质就是气与血——神经与脏腑阴阳失偏的病理反应。诊治的预期"谨察阴阳，以平为期"。

常人的气血阴阳平衡，表现为"阴平阳秘，精神乃治"。通俗地说，即人体脏腑营血周循环与细胞新陈代谢，在生理机能驱动下保持平稳有序。中医发现，人体的神经细胞生化元素及其内分泌激素，为阴阳生化中阳的要素；人体细胞组织结构，为阴阳生化的阴的要素。阴阳和合，演化出细胞新陈代谢的生命活动。其中，阳的要素作用于人体内环境动态平衡，它是隐秘运行的；人体十二经脉脏腑营血周循环在卫气营血阴阳和合的生理机能作用下，保持着可持续地平稳有序运营。这个机能就叫作"阴平阳秘"。在"阴平阳秘"机能作用下，人体始终保持着气血阴阳相互平衡，这个机制被称作"精神乃治"。如果脏腑功能失衡，或神经调节失调，阴不平，阳不秘，出现阴阳失衡脉象，其脉象就会在脏腑营血周循环的脉动中显露出来。

1.阳大于阴的脉象

沉而滑的一阴一阳脉象。

沉脉，轻按寸口表层不得脉，中取皮肉之间脉不见，按至骨层方得脉息。尺部肾脉沉，为常规脉象，寸关尺三部俱沉，为阴脉病，表示人体气血不足。一阴一阳脉象，沉脉中得见滑脉。滑脉者，脉动流利如珠应指，表示脏腑营造血液的能力满足不了细胞新陈代谢需求。这种情况，若妇人脉象平稳柔缓，又得见滑脉，为孕娠喜脉。

得见沉而滑一阴一阳脉象，沉为阴病，阴病治阳。从生理病理分析看，沉脉表示肾与命门阳气生化能力不足，制约着脾肝肾中间代谢能力，营造血液能力不足；滑脉表示脏腑营血周循环的造血能力满足不了细胞新陈代谢的需求。沉而滑的脉象，为肾与命门阴阳失调，症状表现为头晕疲惫，周身无力，嗜睡，免疫力低下。治疗方法应从滋补肾阳，平调命门，提升脾肝肾中间代谢能力入手。

沉而滑的脉象是最为寻常的病症，应手可调。若临床出现沉涩且滑数的脉象，就是极难辨识的疑难杂症了。这个脉象很可能是癌变晚期的征候显现。涩脉的脉象，涩如轻刃刮竹，数脉的脉象，似鸡雏啄米，表明人体三焦气血微循环在与细胞新陈代谢交换过程中遇到阻碍，有刀刃尖锐之感，这不是正常细胞生化交换的脉象。脉象显现滑数，表明人体气血明显不足。再仔细诊察脾肝肾，若见胃气，尚有存活的希望。

沉滑而长的一阴二阳脉象。

长为阳脉，这是一个阳大于阴的脉象。

病情转化又出现了"长"脉象的病机。长脉为寸关尺三部，通体出现了如绳应手的脉象。"肝主筋"。肝阴虚，肝功能营运能力不足，出现四肢筋脉酸痛，痉挛的症状，显现出长脉。这是因为人体的筋与血管，其细胞微循环代谢，较比肌肉细胞微循环代谢更加紧密坚实，肝血不足，筋脉细胞出现代谢补偿不足而显现脉动僵化瀛长。这表明，在肾阳虚，命门火衰，中间代谢能力减弱的条件下，又出现了肝阴虚的病机改变。治疗方法为在治疗脉象沉且滑的基础上，再疏通三焦气血微循环，增强脾肝肾协调功能，重点在柔肝祛瘀上用力。

浮滑而长，时一沉的一阴三阳脉象。

这仍然是一个阳大于阴的脉象。

在沉滑而长的脉型上又出现新的病机转变，第一是显现出浮脉象，第二是由原来的沉脉，转化为"时一沉"。浮脉，"举之有余，按之不足"。浮脉表示气血虚弱。一般说来，脉浮大而芤散是阳气外泄的危症，命门内分泌激素调节失灵，中枢神经仅有一点元气快速外泄，就是通常所说的回光返照。而浮滑而长，时一沉的脉象，表明由原来"沉滑而长，一阴二阳"基础上，又增加了一个命门内分泌失调的浮脉，"阳不秘"。脉象"时一沉"，表明了命门火衰，肾阳虚没有改变。出现这种一阴三阳脉象，需要再仔细询查一下神经内分泌失调的病因，看看有热无热，有汗无汗，是否患了风寒风热感冒；是否生气，是否失眠，是否有解不开的心事等。采取药证相应方法予以治疗。

2.阴大于阳的脉象

浮而涩一阳一阴脉象。

脉见浮涩，即轻按得见脉息，重按浮散无力，脉动如刀刮竹，脉象迟细而短。这是一个病情较重的征候。脉见浮象，表明肾阳虚，命门火衰，内分泌调节紊乱，阳经病。脉见涩象，表明人体精血亏虚，脏腑营血周循环的内生动力不足，阴经病。这是一个较为典型的气血两亏。症状表现为疲惫、嗜睡、颈椎痛、失眠健忘、精力不足、精神不集中、阳痿阴冷、不孕不育。脉象浮，表明长期的不良生活习惯，使脑干中枢神经疲惫，自主神经紊乱，命门火衰，肾功能疲软。这种浮象，又是浮而涩的脉象，如果是浮数脉，症见发烧感冒；如果是浮弦脉，则是精神出现异常；如果是浮涩脉，则表明精血不足，气血两亏。这是因为命门火衰，导致了肾功能疲软，肾与命门两经病，人体气血阴阳如果失缺了阳气生化之源，则导致脏腑营血周循环内生动力不足，营造血液能力不足，脉象则反应出来浮涩的气血阴阳两亏的病脉。治疗气血两亏阴阳失调的基本方法，应采取标本兼治，在修补命门中枢神经，调理自主神经失调的同时，捋顺中间代谢系统功能，久虚必瘀，还要疏通三焦微循环，使脾脏营运总枢纽得以通畅。

长而沉涩，一阳二阴脉象。

长为阳，沉涩为阴。寸口三部通体为长脉，脉动无力，重按得见迟细，且一止复来，非均匀四至，这个脉象表达怎样的病理呢？

长脉为肝阴虚，是肝脏合成代谢能力不足，气血不足，经脉失养僵直。若长脉四至均匀，脉动柔缓有力，为长寿的脉象。这个长脉是沉涩且长脉象，它表示命门火衰，肾阳虚的阳经病，造成精血不足，气血两亏，阴阳反制，又出现了肝瘀气滞的病机转向。治疗方法为在治疗命门火衰，肾阳虚的同时，需要从扶持肝阴虚入手，采取柔肝补阴，活血化瘀的方法予以调治。

沉涩而短，时一浮的一阳三阴脉。

短脉，其脉象为寸部和尺部的脉动不及所长。沉涩而短的三阴脉，又同时显现一浮的阳脉波动，这个一阳三阴脉型又显露怎样的病理呢？

临床证明，出现短脉，为人体三焦气血微循环阻滞所致。三焦微循环瘀阻，脾湿滞运，又因肾功疲软，脉动沉涩，心肺营血周循环减弱，手太阴肺经必然显露出短脉病兆。"时一浮"表明命门火衰，内分泌调节紊乱，气血虚弱。那么，三焦气血微循环瘀阻是什么病因造成的呢？《诊家正眼》辨识曰："短主不及，为气虚证"。脉见"沉涩而短，时一浮"之象，气虚脉证。造成气虚，主要病因有两种，一是因情绪抑郁阻滞心包经，造成三焦瘀阻；一是因不良情绪多思伤脾，脾湿滞运而阻滞三焦微循环。这个一阳三阴脉型，是一个病程较长的疑难杂症。急则治标，以防病变，方以疏通心包三焦经络，提升阳气生化，平稳中间代谢系统功能为主，等待胃气充足，脉象平稳，再向气血阴阳平衡方向循序调理。

扁鹊《难经》的阴阳脉法，既是一个简约的脉诊范例，也是一个简易入门的脉诊方法。应用这个阴阳脉诊，起步容易，精深难，需要在临床中举一反三，不断地积累更多更灵验的脉诊经验，"悉数脉象，知其内也，"以达到"以内知之曰神"的医学境界。

第五章　病因分析

《素问·灵兰秘典论》："主不明则十二官危，使道闭塞而不通，形乃大伤，以此养生则殃。"

《素问·举痛论》："百病生于气也。怒则气上，喜则气缓，悲则气消，恐则气下，惊则气乱，炅则气泄，思则气结。"

《灵枢·口问》篇："夫百病之始生也，皆生于风雨寒暑，阴阳喜怒，饮食居处，大惊卒恐。"

一、病因概述

人体疾病往往是在不知不觉中发生的，待到疾病被发现时，许多病已经作成了，甚至已经成了不治之症。那么，怎样来预防疾病的发生呢？中西医的诊治思路和医学方法不径相同，西医主张定期体检，以医学检查出来的体征指标为实据，指标异常视为有病，有病治病，如果没有指标改变，视为无病，即使自觉症状反应明显，但没有体征指标改变，无实证依据，也就无法给出诊断结论。这是一个很尴尬的医学窘境。中医诊治的基本方法：把临床诊治建立在病理生理基础之上，全面察验人体十二经络运行状况，诊察神经与脏腑气血阴阳平衡状态。对已病作出判断，得其证，把握病机，辨证施治；对未病作出预判，实行未病先治，消除病源，以期恢复"阴平阳秘，精神乃治"健康体质。

中医是如何把握疾病的致病因素的呢？

中医认为，人体十二经络气血阴阳生化失和，是疾病发生的根源。其中，有三个主要致病因：第一个是喜怒忧思悲恐惊的不良情绪，致病的原因是神经系统失调；第二个是饮食起居不良生活习惯，人为干扰破坏了自运行的生理规律；第三个是正气不足，自身免疫能力低下，身体耐受能力已经不适应风寒暑湿燥火自然条件转换而致病。至于跌打损伤，虫兽毒噬等致病因，发病原因直接，没有被列入到中医三病因学说之内。中医诊治主要依据于三病因学说。

在中医三病因的学说中，首先把人体神经系统失调的致病因排在了首位，这是因为不良情绪致病因直接伤害人体神经。中枢神经受到不良情绪干扰，神经递质，内分泌生化失偏，气血阴阳失和，脏腑十二经络失常，脏腑营血周循环平衡机制失控，这样就会产生疾病。"主不明，则十二官危"。

不良情绪导致神经失调所产生的疾病，往往是隐性的，通过体征指标检测，一般不会发现异常改变。这种隐性的发病征兆，因无指标显现，往往被医生和患者忽略，虽然身体感觉很不舒服，但是又查不出病，无症可医，无药可治，只能拖延下去。《素问·八正神明论》

对此评价："上工救其萌芽，下工救其已成。"

人体神经失调，先表现为足太阳命门经络失常，即现代医学的神经内分泌紊乱，中医称作大阳经病。内分泌失调直接干扰脏腑之间的平衡运行机能。人体气血阴阳失和，拖延不治，必然产生脏腑功能失调。在这种情况下，有一些人又被不良生活习惯缠身，病于无知。例如昼夜颠倒，耽于娱乐，房事不节，沉迷酒色，贪食油腻，喜食冷饮等。这样的神经内分泌紊乱加上不良生活习惯，就会发展成为诸多显形疾病，如常见的中间代谢综合征，包括三高、痛风、糖尿病、肾病综合征、心脑血管疾病等。

不良情绪导致神经系统失调，阳经病；不良生活习惯导致脏腑功能失调，阴经病；脉象是一阴一阳。气血阴阳反制，神经系统的阳气生化能力不足，命门火衰；命门火衰，阳气生化能力不足，又加重脏腑机能衰退，脉象为二阳一阴；脏腑机能衰弱，失缺脏腑营血周循环能力，导致各类疾病发生，脉象为一阳三阴。这样，由阴阳失和发展到阴阳失偏，由阴阳失偏发展到阴阳反制，由阴阳反制，逐渐衰退到阴阳分离。从这个推理看，人体疾病不是一下做成的，总会存在着病程发展与病机转换，到了气血阴阳分离，胃气绝，生机无，命休矣。

百病由气生。命门神经内分泌失调，脏腑功能失调，脏腑营血周循环失常，违背人体经络自运行规律，气血阴阳失偏，自身免疫力低下。正气不足邪气欺。如遇风寒暑湿燥火等自然天气影响，或遭遇疫情侵袭，那些体质较差，免疫力低下，或患有基础疾病的人群，就容易引发疾病。"道闭塞而不通""以此养生则殃""天地阴阳，既能养之，又能杀之"。天地阴阳大父母，既能养育众生，又在自然规则面前不循私情。由此看来，自身先病是内因，外界自然条件变化是诱因，致病的主要因素是由自身病因所决定的。经文曰："正气存内，邪不可干""恬淡虚无，真气从之，精神内守，病安从来！"总之，用一句话可概括，即养身体首要养精神。

综上所述，中医的三病因学说，不是单独成立的，在三病因之间存在着相互关联的关系：首先是神经阳经病，导致脏腑阴经病。人体神经脏腑阴阳失和，导致了气血生化失衡，脏腑营血周循环失偏，形成阴阳反制。不良情绪致病因与不良生活习惯致病因，两者相互交织，阴阳失和，气血阴阳相互反制，才能衍生出各类疾病。人体免疫力低，耐受能力差，遇到风寒暑湿燥火等自然条件转换，这是致病的诱因，它能引发疾病的发生或基础疾病复发。扁鹊阴阳脉学，体现了这个病理逻辑关系。

二、病因的具体分析

（一）不良情绪致病因

中医发现，受喜、怒、忧、思、悲、恐、惊不同情绪的刺激，神经递质元素各不相同，导致自主神经失调及内分泌调节机能改变。在这种失常情况下，人体脏腑十二经络失去平衡，脏腑营血周循环失偏，从而产生疾病，这就是不良情绪致病因对人体生理的影响。基于这样的生理病理，中医把诊治的基点设立在人体十二经络的病理诊察上面，医学称作"谨察阴阳""以平为期"。

怒伤肝。激怒的情绪最容易伤害足厥阴肝经。情绪激怒，事不遂心就情绪爆发时，这种情绪刺激人体神经中枢，神经递质过量释放茶多酚紧张因子，内分泌肾上腺素超量释放，心跳、呼吸、血流、血氧、血压、血糖等体征指标改变，人体心、肺、肾、肝、脾、胰等脏器官的营血周循环常规改变。随着内环境动态波动，肝脏应急响应，释放贮存血量，胰腺胰岛素予以平衡，肾脏的血液净化，脾脏的血液摄取，心肺的血液循环，都要随之功能性改变。长此以往，暴戾的脾气禀性发作，就会使肝、脾、胰、肾常规功能发生病理改变。伴随着肝功能减弱，肝瘀气滞，肝脏合成代谢能力下降，肝与胰，肾与命门，脾与胃，三焦与心包等人体三焦的气血微循环发生代谢功能异常，这样就会衍生出中间代谢多种疾病。其中，肝脾肾代谢功能异常，未分解的化学毒素随血液循环，进入到三焦微循环血液与细胞交换，未分解的代谢物极大损伤着神经细胞。血管神经受到损伤，血管将逐渐僵硬老化，血管壁上积存的脂肪代谢物无能力分解。中枢神经细胞受到损伤，人体神经与脏腑的气血阴阳生化平衡能力失缺，生理功能下降。人体许多疾病，例如，心脑血管疾病、风湿、类风湿、痛风、肿瘤、糖尿病等，一般都是中间代谢综合征所引发的疾病。

恐伤肾。惊恐是一种骇人的场景，对人的神经系统产生强烈的刺激。惊恐信号传导到大脑中枢，神经递质根据人的意志释放，如果心理意志坚定，必胜信念强大，脑神经递质增量分泌荷尔蒙因子，命门经络增量释放肾上腺髓质激素，使人血性奔放，力量倍增，敢打必胜，产生"战"的心理。如果意志软弱，胆小怯懦，恐惧心理控制神经，荷尔蒙释放受到抑制，茶多酚紧张因子增量，命门肾上腺分泌受到抑制，产生"逃"的心理。肾上腺髓质激素受抑，在茶多酚作用下，内分泌心素紊乱，心跳加速，血管收缩，四肢无力，神志慌乱。过度紧张惊恐，肾上腺髓质激素受抑，对肾脏、脾脏、肝脏、骨髓造血机能伤害明显。尤其是对心理不成熟的婴幼儿和少年儿童损伤更厉。婴幼儿的疾病发生，一怕惊恐伤肾，二怕寒凉伤脾。因为过度惊吓会造成肾上腺髓质激素失调，产生惊恐阴影，形成了肾上腺髓质激素受抑病理，动则惊恐胆怯，将会对孩子的心理成长造成严重伤害，甚至贻害终身。

悲伤肺。人体脏腑之中，肺为娇脏。肺细胞没有神经。肺的血液气体交换功能，是在肾的纯净血液供给，骨髓干细胞提供的血细胞，神经中枢分泌的内分泌激素等血液元素齐备的条件下，接受胸隔肌蠕动，心电波传导，心素调节的综合作用下产生的。这个综合功能，即中医所称的"胸藏大气"。在"大气"作用下，通过脏腑营血周循环，通过肺小叶细胞气体交换，使人体产生呼吸功能。这个生理机能，就是经文所称："肺朝百脉。"

中医为什么把悲哀、悲痛、愁苦、忧郁等低萎情绪定位为悲伤肺呢？经文曰："五脏六腑皆令人咳。"所指的是人体所有脏腑器官功能状态，都会影响到肺。这又是为什么呢？它是由脏腑营血周循环运行能力所决定的。得了中间代谢综合征，自运行能力下降，血液元素质量不达标，必然影响到肺的功能。其中，最为明显的，是肾与命门阴阳失衡，命门火衰，肾阳虚弱，内分泌失调，使脏腑营血周循环的整体运行功能减弱，肺营血不足，产生心火灼肺。命门火衰，肾功虚弱，营血不利，通过肾脏向心肺供血的能力不足，产生肺虚喘咳。其中，制约脏腑营血周循环的主要病因，就是"悲"的情绪。人的心理悲伤，压抑神经递质多巴胺快乐因子释放，多巴胺因子是人体心理生理成长发育及细胞新陈代谢不可缺少的生化元素，缺少了多巴胺，或者多巴胺因子释放受抑，就失缺了神精元气的核心要素，脏腑营血周运行就失缺了核心动力，"五脏六腑皆令人咳"。《素问·阴阳别论》曰："二阳之病发心脾。"如果悲哀情绪瘀阻了心包经，三焦气血微循环受到瘀滞，百病丛生，如果三焦气血微循环运行不畅，脾摄不固，脾湿滞运，将制约中间代谢功能。"二阳"指的是足阳明胃经和手太阳小肠经，从表证看，得了二阳病，吃不香睡不稳，身体日渐消瘦，羸弱无力，二阳病的主要根源是二阴病，悲哀悲伤情绪，心如死灰的绝望情绪，阻滞了手厥阴心包经和足太阴脾经。二阳之病从阴论治，阳病治阴。

思伤脾。"思"是指人的脑思维神经闭塞，思维神经细胞受到抑制，钻进牛角尖不能自拔。这个"思"，不是手不释卷，积极学习思考的"思"。积极思考，快乐学习，脑细胞多巴胺因子发挥着积极调节的生化作用，使人思维活跃，血脉通畅。学习成绩优异的人，一般都具有这样的性情体征：他的情绪是快乐的，他的眼神是机灵明亮的。为什么说僵化的思维能够伤害脾脏呢？这是由脾脏的生理特点所决定的。脾脏属于黏稠质的脏器官，它接受小肠输运的黏稠脂肪液，同时，它要摄纳三焦微循环回流的静脉血液，分解衰老血液细胞，同时它还要化生淋巴液来抚养淋巴细胞幼子，另外，脾脏摄纳的回流静脉血液已经少有热能和活力，这些因素决定了脾脏的黏稠质特征。黏稠质的脾脏，被中医称为足太阴脾经，从气血阴阳平衡水平看，它是最阴寒的足阴经，故称作太阴。由脾脏生理所决定，在人体脏腑营血周循环的过程中，脾脏最怕湿阻，又最容易发生湿滞。钻牛角尖的"思"，情绪是郁闷的，郁闷情绪造成多巴胺释放受抑，受抑的神经细胞越加不灵活，神经递质受抑，内分泌调节水平降低，阳气不足。此时，内分泌失调必然降低脏腑营血周循环运行能力，人体气血不通畅，黏稠质的脾脏器官最先发生滞运。脾湿滞运，一方面制约着中间代谢功能；另一方面，阻滞着三焦气血微循环，降低了"脾为后天之本"的承载能力。从临床看，"思伤脾"的患者，多眼睑水肿、舌边齿痕、壅懒、嗜睡、神情呆滞、目光发直、思维僵化呆板。

喜伤心。这个"喜",是超出心理预期,脑神经难于承受的突然惊喜。如范进中举,赵本山小品"百万彩票"。这样的超出心理预期的惊喜,使肾上腺激素失量,心跳加速,血液沸腾,精神高度兴奋,思维模糊,几乎陷入癫狂境界。中医为什么界定为"喜伤心"呢?这是因为,人体的心脏器官直接接受脑电波和肾上腺激素及心素的调节,与其他脏器官有着生理区别。"喜"的情绪信号,刺激心脑电波改变,神经递质使内分泌调节改变,肾上腺和心素调节失序。

喜、怒、忧、思、悲、恐、惊不良情绪,这类致病因素隐匿在人的思想、性情、思维方法、脾气禀性之中,中医治病非常重视观察人的情绪,因为它是致病的首要因素。医谚曰:治病治神经。讲的就是人的情绪与神经系统的相互对应关系。就人体气血阴阳而论,不良情绪是导致神经系统生化失调的首要因素。如果说,快乐是长寿之因,那么,不良情绪则是患病之祸首。

(二)不良生活习惯致病因

《素问·上古天真论篇》曰:"今时之人,以酒为浆,以妄为常,醉以入房,以欲竭其精,以耗散其真,不知持满,不时御神,务快其心,逆于生乐,起居无节,故半百而衰也。"殷殷悯人之心跃然纸上。诗曰:酒肉并非穿肠过,淫欢无度短命催;昼夜颠倒违天条,病殃缠绕无知人。疾病伤无知之人,顺应生物规律养生,是人类文明生活之根基,是人类心智开化之本源,否则,违背自然规律的不良生活习惯,就是愚昧无知。

酒肉、房事、违时,如果违犯生理规则,直接戕害人体的神经脏腑。长期酗酒,已患"三高"体征仍然穷嗜油腻之物,这种情形,血液毒素损害大脑神经,阳气生化受损,脏腑营血周循环不堪重负,阴阳反制,不可逆地走向不归路。亲身经历或细细阅验身边的人和事,可历历在目。房事不节,更是病患之根,"竭其精",脑干中枢神经疲惫,命门火衰,脏腑营血周循环 阳气运化不足,脑髓空乏,将产生颈椎病、腰脱、阳痿、腰酸背痛、神情模糊、记忆减退、健忘、耳鸣、耳聋、眩晕、水肿、心悸等一系列肾阳虚、命门火衰的疾病。御时,分为定时起居和夏防暑冬御寒等遵守自然规律的生活习惯。人体脑干中枢神经具有寅时"唤醒"，戌时"催眠"的生物装置，经常性的"以妄为常"，昼夜颠倒，就会使脑干中枢神经疲惫，自主神经失调所带来的一系列的疾病。寒冬衣着打扮春夏装，夏日畏汗常相伴空调，不时御寒，不知伏汗如金，不按自然规则去生活，扰乱自主神经，扰乱太阳经"主一身表气"，扰乱皮肤神经汗腺开阖，造成脏腑营血周循环及三焦微循环失常，将会产生一系列疾病。

（三）自然条件不耐受致病因

气血通畅的健康体质，是能够耐受四季气候转换条件的，经受不住春夏秋冬四季转化的体质，多是患有基础疾病的，或脏腑营血周循环瘀阻的。对于自然气温四季转换的观察，具有一定规律可寻，在风寒暑湿燥火气候转换之中，凡湿寒、湿热、湿温，所主司的年轮，易滋生不同种类的细菌病毒，病毒瘟疫对人体侵伤最为迅疾凶残。这是医学的预防与病情发生的预判。另外，中医非常注重风寒湿痹症的困扰。免疫低下，再受到风寒气候侵袭，寒瘀之邪滞于皮肤腠理之间，使上焦气血微循环瘀阻，瘀久，毛细血管神经细胞受到浸伤，寒湿生热，受到浸伤的细胞，滋生风湿病毒，病毒随微循环进入血液，留驻筋骨软组织之间。这类风湿病毒，生来喜欢淫浸人体关节软组织。在自身免疫缺陷类病种中，痛风、风湿、类风湿关节炎、蜂窝组织炎、急性风湿性血管炎等，均属于风寒湿痹症。此外，湿热的气候容易让人中暑。中暑何病？它属于手太阴肺经与足太阳命门经失调。肺与命门，主司人体汗腺经络开阖，一阴一阳失调，皮肤汗腺开而不阖，正赶上湿热天气，这个时候，人体脏腑营血周循环提供的血液营养，进入到上焦，还没能与组织细胞发生新陈代谢交换，其中很大一部分血液营养，直接从开放的汗毛孔中排出，造成组织细胞营养缺失，病情表现为冷汗淋淋、虚脱、头晕、欲呕、周身无力，这个病就叫中暑，病情轻微的称为风热感冒。肺与命门一阴一阳失调，再一个病理表现是皮肤汗腺阖而不开，遇到寒凉气温，汗腺阖而不开，由于上焦微循环水道瘀阻，带来人体脏腑营血周循环运行不畅，形成上中下三焦瘀阻，病情表现为头晕、鼻塞、颈强、无汗、身热，这个病症叫风寒感冒。如此这般，自身先病，再由自然天气变化所诱发的各类疾病不胜枚举。

　　应当明确，自然条件不耐受的致病因，应当是疾病的诱因，它不是直接病因。真正的致病因是自身的气血阴阳失偏。病毒感冒、风寒风热感冒、免疫缺陷等疾病都是自身气血失衡，再遇到自然天气变化身体不耐受而发生的。总之，从疾病发生的三病因看，人体疾病的发生，是以自身气血阴阳失衡为主因，外界气候变化条件为诱因，如同受精卵鸡蛋一样，在适当温度条件下，能孵化出鸡雏，而鹅卵石就不行。

第六章　谨察阴阳

《素问·至真要大论》篇："谨察阴阳所在而调之，以平为期。"

《灵枢·卫气》："能别阴阳十二经者，知病之所生。"

《素问·生气通天论》篇："阴平阳秘，精神乃治，阴阳离决，精气乃绝。"

一、疾病规律

人体疾病的发生、发展、转归，是有其自行的病理生理规律可循的，它可以在人体气血阴阳平衡状态及其运动变化中被掌握。就一般性的疾病而言，它先由一阳一阴病，不断地向一阴多阳病或者一阳多阴病转化。"百病由气生"。不良情绪刺激内分泌失调，先是命门经络失调的阳经病，怒伤肝，恐伤肾，思伤脾，悲伤肺，喜伤心，其中任何一个阳经病的致病因，就要累及一个脏腑阴经病，形成一阳一阴病，与阴经相互制衡的另一条阳经也必然失衡，则形成一阴二阳病。如果一阴二阳病做成了，人体脏腑营血周循环就会在气血阴阳失偏的状态下运行，正气不足，免疫低下，再有不良生活习惯附加因素，逐渐发展为肝脾肾三阴病，形成内分泌失调的一阳病与肝脾肾功能低下的三阴病的病理，一阳三阴病，与中间代谢综合征相似。中间代谢综合征的三高体征，是多种基础疾病发生的先兆，如果不能转归，将会向危重症转化。

如何把握和运用疾病规律，中医总提纲是"谨察阴阳"。谨察阴阳的基本方法，准确把握病情、病因、病程、病机、认证等疾病察验五要素，它是一个连贯的医学思维方法。

二、诊察方法

（一）病情

病情需要从生命体征、病位感应、神情语气、脉象、饮食、睡眠、两便等生理状态来掌握。中医应用"望闻问切"四诊，运用"阴阳、表里、寒热、虚实"八纲来诊察病情。其中，"望闻问切"四诊是对病情表象的认知，"阴阳、表里、寒热、虚实"八纲是对病情的病理判断，由表及里，由病的表象，深入到疾病的病理，最终得出医学判断，做到认证落地。

认证落地，是中医诊治的首要。中医的诊治八纲，其中的阴阳、表里、寒热、虚实，构成四对阴阳关系：①阴阳。首先要对患者气血阴阳平衡状态做出一个整体观察，给出一个整体的气血阴阳平衡状态的判断。这是一个整体的、全面的气血阴阳关系的判断。②表里。首先说说阳病的表症。表症表现为一阳一阴病，最初是命门内分泌失调，阳经病，影响到了其中一条阴经运行，但是还没有影响到脏腑营血周循环整体功能。例如，悲伤消极低落的不良情绪使多巴胺因子受抑制，导致命门内分泌失调，属于太阳经失偏的阳经病；"太阳经主一身表气"，影响着手太阴肺经皮肤汗腺开阖功能，受足太阳经失偏的影响，肺经失偏，阴经病，形成了一阳一阴的病理。病理形成，如果再遭遇到风寒侵袭，就患上了风寒感冒症，临床表现为头痛、身热、项强、无汗，麻黄汤主之。麻黄药味辛温，直接入肺与命门阴阳两经，是温调命门与肺一阳一阴经络失偏的主治药味；甘草补脾，疏通脾经营运枢纽；杏仁一味，辅以开通肺细胞微循环；桂枝为臣，它以温通能力，有效开通上焦肺经脉毛细血管的气血微循环。麻黄汤，能使命门与肺一阳一阴失偏扶正，上焦气血微循环开通，从而使一阳一阴病得到痊愈。再说说阴经病的里证。表为阳经病，里为阴经病。阴经病，中间代谢综合征比较典型。先是由不良情绪与不良生活习惯的双因杂至，相互交织，造成内分泌失调，命门火衰。阳经病，导致肾阴经失偏，构成了一阳一阴病。肾阴虚，肾脏净血过滤失能，营血周循环供给能力减弱，导致三焦瘀阻、脾湿滞运，脾湿滞运二阴失偏，肝瘀气滞，肝功失能的三阴失偏，从而导致脏腑营血周循环的整体运行质量下降。营血不利，神经细胞失养，神经元素供给不足，使脏腑失缺阴阳和合生化能力，从而导致脏腑营运功能整体水平下降，构成阴阳反制。这个一阳三阴病，就是中间代谢综合征。中间代谢综合征从医学观察看，就是阴病大于阳病的里症。③寒热。其中的热症属于阳经病。主要表现为体温升高，身体疼痛。其病理属于气血阴阳失和，在阴阳媾和过程中发生生化瘀阻，细胞代谢不利而发生细胞衰亡腐败，引起了某器官或某部位发炎，粒细胞和淋巴细胞予以防御，引起高烧发热。寒证属于阴经病。以中间代谢综合征为例，因为肾与命门阴阳失能，在脏腑营血周循环之中，显现为气血阴阳偏弱，表现为肢体寒凉，畏冷怕寒。肾阴虚长久，阴虚生内热，表现为长期低烧不退或五心烦热。④虚实。"精气夺则虚，邪气盛则实"。精与气是两个概念，精气之中的"精"，指脏腑营血周循环所营造的血液及津液，精气之中的"气"，指神经与脏腑气血阴阳和合所产生的生理驱动能量。精气失缺，从而导致了虚，一个"虚"字，反映出气血阴阳失和的病理。"邪气盛则实"，这个邪气，指的是神经递质与内分泌调节生化失偏，气与血阴阳生化失偏为邪。阳气生化不利，产生气血瘀滞，损伤神经，组织细胞腐败发炎，临床表现为某个部位疼痛，这个痛的反应，就是实症。从临床经验看，实症易除，虚症难医。

（二）病因

疾病的致病因，一个是神经生化失调，阳经病；一个是脏腑运行功能失偏，阴经病。气血阴阳失衡，阴阳反制，从而导致了一阴多阳病，或一阳多阴病。自身免疫力低下，如果再遇到风寒暑湿燥火的侵袭，就会演化出多种疾病。病因寻查，是在掌握了病情的基础上，进一步对经络失偏，阴阳失和进行系统审查。

下面以肩周炎（俗称"五十肩"）的病症为例，来演示一下病因寻查方法。

肩周炎，即肩关节部位发炎，痛不能举，疼痛难忍。肩周炎的病因寻查结论是阳经病。为什么是阳经病？因为肩关节部位是手阳明大肠经的循经渠道，其中的关节部位气血微循环相当缜密坚实，人到了气血虚弱年龄，常在此处发生气血瘀阻，患五十肩病。手阳明大肠经阻滞，阳经病，它是怎么形成的？按照阳病治阴的思维导向：与大肠阳经制衡的是手太阴肺经，肺经虚弱，肺气血不足，导致了大肠经络营运失能；足少阴肾经的净血供应能力不足，导致肾经净血能力不足的主要因素有三，一是命门火衰，影响到了肾功能，一是肝瘀气滞，阻滞着肾经营运，一是脾湿滞运，三焦瘀阻，影响到了肾功能。如何做出判断，这就需要通过"四诊八纲"加以辨识。命门火衰肾阳虚的脉象，肝瘀气滞阻滞肾经的脉象，脾湿滞运三焦阻滞的肾经脉象，各不相同，认证落地之后，得出认证结论，医生就会在病历上标注：手阳经病，肾经虚弱；或者手阳经病，肝瘀气滞；或者手阳经病，脾湿滞运。或者是一阳三阴病，肾肝脾三因叠加，或者是一阳二阴。诊察准确，认证落地，循经用药自然就有了准确方向。这里的肾经虚弱，肝瘀气滞，脾湿滞运，叫作证，是疾病发生的根源所在。中医辨证施治，不是给肩周炎专门消炎，而是环环相扣，从经络失偏的病根处调治。

（三）病程

病程，是身体内部气血阴阳失和而形成病兆初始，隐性的病兆初始得不到及时治疗，一直延续出现了临床症状，这个过程就叫做病程。通过分析判断，掌握了病情发生、发展全过程，为疾病治疗及其预期奠定基础。

下面以心脑血管疾病发生、发展全过程为例，来说明一下病程的医学概念。

心肌梗死、脑血栓是常见的危重症。它以病情发生发展时间较长，具有突发性的疾病暴发特征，所以俗称中风，即像风一样的迅猛无踪。其实，它具有一阳一阴病，逐渐转化为一阳三阴病，再由于血脂高、心脑血管硬化、老化，突然发生心脑血管梗阻或血管破裂，这是一个较漫长的疾病发生发展过程。

下面以脑血栓为例，作具体讲解。

脑血栓病的起初，是由不良情绪因和不良生活习惯因，双因叠加形成的一阳一阴病。日常紧张、恼怒、恐惧、郁闷等不良情绪损伤了脑干中枢神经，一阳病。生活中，作息无规律、房事无节制、酗酒、喜食油腻等不良生活习惯，造成脑干中枢神经疲惫，降低了脏腑营血周循环能力，这样，就形成了一阳一阴病。从一般病情看，最初是命门火衰，肾阳虚，命门与肾阴阳失偏。病理形成，由于肾脏净化血液功能偏低，心肺血液循环受到约制，三焦气血微循环受阻，脾湿滞运，肝瘀气滞，这样的演化，就形成了一阳三阴病，形成了中间代谢综合征。在这个体征下，仍然是不良情绪致病，不良生活习惯不予改善，血管血液中激素与血管细胞阴阳生化代谢能力低下，血管就要逐渐老化，血管壁结下的脂肪斑块无能力自行化解，同时，肝脏合成代谢，肾脏血液净化代谢，脾脏分解代谢等综合能力降低，结果出现了高血压、高血糖、高血脂三高体征，血液新陈代谢越加不利，心脑血管细胞越加失养，气血阴阳生化能力越加不足。在这种病情下，如果受到了过量饮酒、失眠、劳累、激愤、紧张、郁闷等强烈刺激，脑神经生化元素受到抑制，气血运行受阻，就要突然爆发脑血栓急症。心脑血管等疾病的病程是很漫长的，病程变化很隐秘，但是一经发现，病情往往是突发的，令人猝不及防。

（四）病机

病机是把握治疗疾病的最佳时机，如同战场中的战机，稍一犹豫，瞬间即逝。准确判断病情，是捕捉病机的基础。例如，一个人患了风寒感冒重症，高热不退，昏迷不醒，大便燥结，气分热盛，这就是一个典型的白虎汤证。如何判断把握这个病机呢？这个病先是由内分泌失调，阳经病，偶遇风寒侵袭，足太阳经"主一身表气"失灵，手太阴肺经"主表皮汗毛孔开阖"失运，风寒阻肺，上焦气血微循环受阻，瘀而生热，伤及肺，患上了一阳一阴病。高烧不退，大便燥结，气分热盛，说明由一阳一阴病，转入到了一阴二阳、一阴三阳病。足阳明胃经、手阳明大肠经，这两个阳经，失缺了运化能力，津液缺失，处于燥热状态。由一阳一阴病，转为一阴二阳、一阴三阳病，这就是一个病机。捕捉到这个病机，应果断采取标本兼治方法。急则治标，祛除气分燥热，白虎汤主之；缓则治本，扶正足太阳和手太阴经，"肾四味"与生脉饮主之；逼寒邪外出，桂枝、荆芥穗等药味主之；同时，还要保障脏腑营血周循环常规运行，根据病情，应在茯苓、白芍、牛膝、木瓜、地龙、丹参、川芎、赤芍等药味中拣选。

下面，举两例医案来加以说明。

某患者年过五十，喜肉食，个性精细，追求完美，为人亲和，待人宽容，苦酒自己品尝，这种要强的个性和喜食肉的生活习性，使他患上"三高"。有一天他打电话告诉笔者，其在晚睡卧床时，血涌上头的感觉很明显，时常不自觉流口水，两个手指头阵阵发麻。笔者闻讯一惊，意识到这是脑血管疾病的前兆，并详细询问了他的体征指标，明确判断为一阳三阴病向急症转化，病机不可延误。急则治标，笔者采用名医王清任"补阳还五汤"化裁，添加山西名医李可的"肾四味"，再酌以添加柔肝化瘀药物，补脾渗湿药物。采用滋补命门为主，辅佐肝肾，补脾渗湿，活血化瘀等手段组成方剂，抓三副。当天抓药服用，服药之后，当日夜卧，涌血上头的症状明显减轻，三副药服完之后，危症基本解除。之后，笔者针对中间代谢综合征阴阳失衡体质，配制一副药面，患者坚持服用了三个月，"三高"指标恢复到常规水平。

笔者的一位钓友，五十岁出头，夏日河边垂钓时，突然感到左脚趾骨部位，像针刺一样疼痛，而且疼痛逐渐加重。血尿酸化验结果为高血尿酸、痛风。痛风属于中间代谢综合征的病种，痛风的病根是肝瘀气滞，命门火衰，肾阳虚，脏腑营血周循环阻滞，导致脾湿滞运，三焦气血微循环瘀滞，血液嘌呤等代谢物瘀阻于四肢末端骨关节软组织毛细血管，活动发炎，如刀刺骨，痛不可忍。这位钓友在河边突然痛风发作，这显然是一个一阳三阴病的病机。笔者抓紧给他配制了一副方剂，其中包括柔肝祛滞，活血化瘀，补脾除湿，清瘀化毒等药味。这副药剂以滋补肝肾命门、补脾祛湿、驱动三焦气血微循环为主。这位钓友服药两日，疼痛明显减轻了，逐日好转，一周之后恢复。根据临床体会，病机应当是疾病演化生变之时，捕捉住，及时辨证施治，防止病情生变。

（五）认证

中医的成熟医术，被称作——认证精确，用药精当，达到药证相应。唯有认证落地，才能药到病除。那么，什么叫作认证呢？

中医通过"望闻问切"四诊八纲，通过对人体十二经络脏腑营血周循环气血阴阳平衡状态察验，通过对病情、病因、病程、病机等综合判断分析，得出的诊治结论，就是认证。把这个医学概念说到底，中医认证建立在人体病理生理诊察基础之上，通过对人体经络运行的平衡状态判断，得出的医学诊断结论。中医认证是人体经络平衡状态的诊断。

人体生理病理是有规律的。如何来认识、掌握和运用人体生理病理生物运动规律，中医把它建立在人体卫气与营血——神经与脏腑——人体脏腑十二经络——气血阴阳动态反应的基础之上。"手握阴阳，无与众谋"。"百病由气生"是一个根本性的发病主因。先由命门内分泌失调的足太阳病，向恐伤肾，怒伤肝，思伤脾，悲伤肺，喜伤心的一阳一阴病转化，向气血阴阳失和，脏腑营血周循环生化失衡转化。如果足太阳经络运行失调，手太阴肺经失能，这个一阳一阴病的内在病理形成，遇到外界风寒侵袭，患风寒感冒疾病，不治，就会继续朝着一阳二阴、一阳三阴，或一阴二阳、一阴三阳病理方向转化。如果足太阳命门经络运行失调，足少阴肾阴经失能，又加上房事无节制，使脑干中枢神经疲惫加重，命门火衰，肾阳虚，这个一阳一阴内在病理形成，就会出现亚健康病症，如腰酸背痛、腰膝酸软、颈椎骨质增生、腰椎间盘劳损、疲乏、嗜睡、神志萎靡、阳痿、白带过多等。这类疾病，查无体征指标改变。"恐"的情绪，包括紧张、身心疲惫、恐惧惊慌等不良情绪，这类致病因，刺激神经递质生化失调，引发肾上腺髓质激素调节失衡，伤及肾功能。命门火衰，肾阳虚这个一阳一阴病理会衍化出许多疾病来。"中医治病治神经""神经"所指，就是命门神经内分泌失调。由一阳病产生一阳一阴病，一个阴经病，次序演化多条阴经失调，所以，治疗任何疾病，都要首先从调整扶正内分泌失调入手。

　　传统医学经过几千年的临床经验总结，在人体病理生理规律的认知掌握方面，提出了许多认知指证，例如，《黄帝内经》中的病条"二阳之病发心脾""诸湿胀满皆责于脾"等。有了这些病理指征，就等于有了认证落地的辨证施治方法。"二阳之病发心脾"的病理指证是什么意思呢？二阳病，指的是足阳明胃经病和手阳明大肠经病。二阳之病，主要临床表现为失眠，不思饮食，精神低迷，神情呆滞，日渐羸弱。经文明确提示，这个二阳病发于心脾阴经，形成了一阴三阳证。因遭遇情志不遂，情绪消沉，心如死灰，形成手厥阴心包经瘀阻，心，指手厥阴心包经。足太阳命门经因低萎情绪失调，阻滞了手厥阴心包经运行，形成一阳一阴病。手厥阴心包经阻滞是病根，它制约着三焦脾脏气血微循环。脾湿滞运，脾胃阴阳失调，胃肠分解代谢功能失运。这样，就形成了手厥阴心包经阻滞，与足太阳命门经，足阳明胃经，手阳明大肠经失运的一阴三阳病。按照这个病理指证，治疗方法应当从平衡命门内分泌失调入手，同时祛除心包经瘀阻，疏通三焦气血微循环，补脾祛湿，滋补肝肾，通畅脏腑营血周循环，使"二阳之病发心脾"之证得以化解。

"诸湿胀满皆责于脾"这个病理指证是什么意思呢？如果多思造成神经递质和内分泌失调的一阳病，则形成脾湿滞运的一阳一阴病，那么，三焦气血微循环阻滞，转化为一阴二阳病。其中，不良情绪致病因素造成足太阳命门经络失调，致足太阴脾经脾湿滞运，因脾湿滞运而阻滞着三焦气血微循环代谢，形成了诸湿胀满的病症。治疗应首要解决命门经络失偏，脾湿滞运这个主证，与此同时，要疏通三焦气血微循环。这个病，命门经络平衡，脾湿祛除，三焦通畅，"诸湿胀满"将迎刃而解。

中医认证的基点是"谨察阴阳"。准确掌握人体十二经络气血阴阳平衡规律，是中医自古以来不断探索研究的课题。《黄帝内经》中记载了医学的迷茫，"至道在微，变化无穷""窘乎哉，恍惚之数，生于毫末"。医学前辈们期望后学者继往开来，创建一个人体病理生理阴阳经络认证模型。它如同元素周期表作为化学工具一样，以其规律性来引领中医学朝着规范化、数字化方向发展。

第七章　中药效能

　　《素问·五常政大论》篇："大毒治病，十去其六，常毒治病，十去其七，小毒治病，十去其八，无毒治病，十去其九，谷肉果菜，食养尽之，无使过之，伤其正也。"

　　《素问·至真要大论》篇："辛甘发散，淡味渗泄为阳；酸苦涌泄，咸味涌泄为阴。辛甘淡与酸苦咸六者或收或散，或缓或急，或燥或润，或软或坚，以所利而行之，调其气使其平也。"

一、中药概述

中草药中的"中"，为调节阴阳经络失偏以达中正；其中的"草"，为中药的基本成分以自然植物药性为主。两者合称为中草药。

传统医学把人体生命自为机制与医药治疗的两者关系分辨得非常清楚，以生命自行修复的自为机能为主，药物治疗为辅。《素问·汤液醪醴论》篇曰："病为本，工为标，标本不得，邪气不服。病不愈。"医理表明，人体气血阴阳失和就会生病，采取医药治疗的目的就是有效恢复人体气血阴阳平衡的自运行功能。对待药物的态度，中医学从维护和保障人体气血阴阳平衡自运行的立场出发，主张药食同源，认为维护人体机能自运行的最好的东西，不是药物而是食材，各类食材自身要素是阴阳平和的，以食材阴阳平和的中正，来养育人体机能自运行的中正，以食品健康保障人体的健康。如果，人体自运行失去了平衡，中正的食材不具备纠偏的能力，这就需要具备药理性质的中草药予以纠偏扶正。"病为本，工为标"，认得了什么病证，就得选用怎样的药物药性来对证治疗，否则，"邪气不服"就不能使阴阳经络失偏扶正。凡是中草药，它们都具有一定的药理偏性，都是有毒性的。所谓的毒性，就是使人体气血阴阳失衡。所谓的药性，就是以其毒性，恰逢其时地对证治疗失偏的经络，使人体气血阴阳恢复平衡。这就是常言所说的，砒霜能治病是良品，人参不对证是毒药。中草药无贵贱之分，只要能对证治疗的就是良药。药物纠偏扶正之后即刻停用，否则将校枉过正，唯食材合理搭配可天天饮食，才是正确一途。食材可常用，药物不可常用。在病轻病重的药用选择治疗的问题上，医学常遇窘境，病到一定程度，医术无力回天。中药药性有大毒、常毒、小毒、无毒之分，大毒药物可治疗急症危症，常毒药物治疗疑难杂症，小恙用小毒药物或无毒的食材即可祛病。在中医治疗过程中，大毒治病的治愈概率很小，因为气血阴阳将处于分离状态，常毒治病的治愈概率也不大，因为气血阴阳处于反制状态，小毒治病的治愈概率比较大，因为气血阴阳失和刚刚发生，正处于"未病"的状态。中草药是根据病情、病因、病程、病机、认证的五要素来认证施治，绝不可滥用、泛用。

自《神农本草经》问世以来，中药及方剂图书层出不穷，究其所然，不外是用药经验耳，其中大部分重复演绎盲人摸象。李时珍氏《本草纲目》真正是一部划时代的集中医药大全的经典。笔者以为，中国的中药学与中国的文字学都是应用工具，只是用途不同，文字表达思想意图，中药用于治病疗伤。寻常看，搞文字的一本字典在手，一般识得几千字，足能得心随手，做中医的虽然捧着6000多味药的中药大辞典，终其常规用药不过百余味。中药施治如同写文章一样，义在表达思维。采用同样的文字，高手能写出千古不朽名章，选用同样的药味，名医起沉疴能使万病回春。所以，学会用药，首位是认证，唯有认证准确，用药才能精当。应当这样看，搞药学的可以向无限精广方向精进，做医生的首先要精究人体生理病理，通过查证认证，懂得治什么病应当用什么药，用最为寻常的药祛除疑难杂症。

中草药的药味药性有酸、咸、苦、辛、甘五味，入肝、肾、心、肺、脾五经；有温、热、寒、凉四性，作用于阴阳经络失衡纠偏；有升降沉浮四气，有助于恢复人体脏腑营血周循环生理自运行。中药伍用施治大法：谨察阴阳，阳病治阴，阴病治阳，热则寒之，寒则热之，虚则温之。关于药物方剂配伍，古有君臣佐使之法：针对主证的治疗药物为君药；治疗临床表症的药物为臣药；治病的同时，用来疏导平衡脏腑营血周循环的药物为佐药；引药入经的药味为使药。用实例说明一下，如治疗支气管炎干咳病症：证为阳经病，治疗命门与肾阴阳失和的药物为君，治疗心肺经的药味为臣，用于疏通三焦气血微循环及其增强脾肝肾中间代谢功能的药物为佐，入命门肾经的药味为使。君臣佐使之间，责任与分工明确，不可僭越，不可乱了章法；其中认证的君药第一，君药下准了，其他臣、佐、使药顺理成章，如果主证不辨，君药一错，将一错百错，轻则贻误病情，重则杀人，绝没有"瞎猫能碰到死耗子"之理。药分汤丸散膏，急症用汤或散，慢性病用丸，外病或内病外治用膏，或用散药外敷。还有一个问题需要特别说明，从临床疗效看，君臣佐药配伍皆可单项成组，即君药为一组药，臣药为一组药，佐药为一组药，组成之后，君臣佐使组合成一个方剂。方剂药味多少，每个药味的药剂量多少，药用选择汤丸散膏，要完全依据临床诊治"五要素"的认证结果来灵活酌定。俗语曰："一把钥匙开一把锁"，中药配方伍用，也是"一个方剂治一个患者"。中西药的使用有显著区别：西医人工合成的化学药品，它的一种药能治一类病，面对同一类疾病的庞大患者群；中医配伍的方剂，一个方剂的药只能单独治疗一个患者的病，因人施治。中医向西医学习的，应当是越加精细化的生理病理，绝不是西医的医学手段和用药方法，幻想着用一个中药方剂包治一类患者群，只能是自己砸自己的标牌。

关于中草药治病原理，至今仍很茫然，仍未被人类医者所发现。原始社会阶段，人类各个民族都有采集中草药治病的历史记载，但真正把它传承下来，集大成者，唯有中华传统医学。之所以能够集大成，因为中华传统医学是早熟医学。为什么说中华传统医学是早熟医学？这是因为中华民族早早就有了哲学思维和理性思辨，它应用洞察宇宙天地运动规律的自然哲学方法，发现了人体生命运动的规律和其中的生理病理，发现了人类与其他动植物生命运动的差异性及其不同的属性，从而揭示了中草药治病的真谛，但是还仅停留在中草药治病的药理、药性、药味的发现和应用，这就如同一个普通人学会使用了电视机遥控器、手机按键、电脑应用程序一样，但却不知道这些物件的设计制造原理。人类至今还没有凭空制造一株小草的能力。中医中草药今天的处境仍然是这样。人在宇宙天地面前为什么是这个样子呢？这是因为，人类医学发展几千年，在宇宙时空中仅算瞬间，在宇宙天地生命演化的自然规律面前，可能我们人类现在还是一个牙牙学语的幼童。曾经有一位伟大的科学家，他把自己的科学实践比喻为海边嬉戏的一个幼童，把自己终生研究的成果，比喻为海边拾到的几个贝壳。人在宇宙天地面前，应当始终保持敬畏谦卑。

二、循经用药常用药味

（一）足厥阴肝经的常用药

白芍：味苦，酸，性微寒，入肝经。白芍的功效是养血敛阴。治肝阴不足，肝火上亢，治肝脾不和，胃脘疼痛，柔肝止痛。《本草求真》曰："赤芍与白芍主治略同，但白芍有敛阴益荣之力，赤芍有散邪行血之意。"

赤芍：味苦，性微寒，入肝经。赤芍的功效是凉血散瘀。治热入营分，能清热消肿止痛，行血活血。《本草品汇精要》云：赤芍"利小便，下气，行经，通顺血脉，散恶血，消痈肿。"治疗肝阴不足，瘀血肿痛，白芍、赤芍对药灵验。

木瓜：味酸，性温，入肝脾经。木瓜的功效是舒筋活络，醒脾化湿。治疗筋挛足痿，足胫肿大，足根疼痛。《名医别录》载："主湿痹邪气，霍乱大吐下，转筋不止。"民间验方：白芍、木瓜、牛膝、甘草伍用的方剂，名"扔拐方"，滋补肝肾，疏通筋脉，对筋骨不利，下肢瘫软疾病的治疗十分显效。

刺蒺藜：味苦，辛，性平，入肝经。刺蒺藜的主要功效是平肝熄风，疏肝解郁。治疗肝阳上亢高血压，肝脾肿大，风疹瘙痒。治肝气郁结，乳闭不通。

钩藤：味甘，性微寒，入肝与心包经。钩藤的主要功效是清肝热，清心热。它能扩张末梢血管，安心神，有降血压，舒筋络，除眩晕，镇静的作用。《中药学讲义》云："钩藤能扩大末梢血管，有镇静降压作用。"钩藤煎熬不可超过20分钟，否则药效消失。若去掉钩藤的梗，纯用钩入药，其功效更为显著。

蒲公英：味辛，苦，性寒，入心与肝经。蒲公英的主要功效是清热解毒，利胆祛湿，散结消痈。紫花地丁与蒲公英伍用，善治急性乳腺炎等各类肿痛及化脓炎症。《本草衍义补遗》云："解食毒，散滞气，化热毒，消恶肿疔肿。"经验方：鲜蒲公英捣取自然汁100克，加蜂蜜少许，治疗痢疾十分显效。

萆薢：味苦，性微寒，入肝与胃经。萆薢的主要功效是善清下焦湿浊，促进肝肾代谢，祛除风湿痹痛。治疗脾肝肾虚弱，遗精带下，筋骨不利，腰膝酸痛。

土茯苓：味甘、淡，性平，入肝胃经。土茯苓的主要功效是利湿解毒，疏通关节瘀肿筋挛。土茯苓与萆薢伍用，是治疗风湿、类风湿及痛风必选要药。《罗氏会约医镜》载："牛皮癣，每日土茯苓30克，煎水代茶饮。切记：服土茯苓不可饮茶，饮茶脱发。"

僵蚕：味辛、咸，性平，入肝与肺经。僵蚕的主要功效是疏散风热，息风止痉，祛风止痛止痒。僵蚕与薄荷，蝉蜕伍用，可治疗荨麻疹风痒症。僵蚕与全蝎、蜈蚣伍用，治疗破伤风。僵蚕与大黄、升麻，蝉蜕伍用，治疗急性咽喉炎。

地龙：味咸，性寒，入肝、脾、命门经。地龙的主要功效是祛风清热，通络止痛，清热利尿，清热降压。地龙是治疗气虚血瘀脑血栓半身不遂，肢体筋挛的要药，也是治疗急性腰背损伤，腰腿疼痛的要药。地龙与僵蚕伍用，有舒展神经功效，治疗神经疼痛。

菊花：味辛、甘、苦，性微寒，入肝与肺经。菊花的主要功效是疏风，清热解毒，清肝泻火，能平衡肝胰阴阳。王好古曰："主肝气不足"。《温病条辨》云："菊花、白芍、金银花，治疗慢性腹泻有效。"《肘后备急方》云："疗肿垂死，菊花一握，捣汁，入口即活。"《罗氏会约医镜》云："一切无名肿毒，野菊花连茎捣烂，酒煎热服出汗，药渣敷患处，即愈。"

桑枝：味苦，性平，入肝经。桑枝的主要功效是祛风活络，利水消肿，通利关节。《本草纲目》云："利关节，除风寒湿痹诸痛。"《图经本草》云："清热，祛风，通络。"经验方：治疗风寒、风热感冒用桑枝桑叶。风寒重，加荆芥、防风；风热重，加连翘、金银花。

蛇蜕：味咸，甘，性平，孕妇禁服。蛇蜕的主要功效是祛毒，能有效加速细胞修复，愈合。《心境》云："小儿喉痹肿痛，烧末，以乳汁服3克。"《汤液本草》云："疗毒恶疮，全蛇蜕一条，烧存性，膏油涂之，显效。"经验方：少儿手热脱皮，蛇蜕、蝉蜕、羚羊角丝，伍用煎服显效。

三棱、莪术：三棱，味苦、辛，性平，入肝与脾经。莪术，味苦、辛，性温，入肝与脾经。三棱的主要功效是破血祛瘀，行气止痛，消积肿块。莪术的主要功效是行气破血，散瘀通络，消积化食。三棱、莪术伍用，名三棱丸。《医学衷中参西录》云："三棱气味淡，莪术味微苦，为化瘀血之要药。"《图经本草》云："三棱，莪术，今医治积聚诸气，为最要之药。"

乳香、没药：乳香味辛、苦，性温，入心、肝、脾经。没药味辛、苦，性平，入肝经。乳香、没药伍用，名《乳香止痛散》。主要功效是散瘀止痛，疏经通络，活血化瘀，主治跌扑伤痛，疮痈肿毒，风湿痹痛。《医学中衷参西录》载："乳香、没药二药并用，为宣通脏腑，流通经络之要药。"

青皮：味苦、辛，性温，入肝、胰、胃经，为肝胰经引经药。青皮的主要功效是疏肝和胃，行气止痛，消痈散结。医学经验谈："青皮行气力强，有破气之称，故气虚者慎用。"《中药讲习笔记》：载"青皮沉而降，入肝（胰）胆气分。"

（二）足少阳胰经的常用药

青蒿：味苦、辛，性寒，入肝、胰经。青蒿的主要功效是凉血除蒸，退虚热，亦治赤白痢。《温病条辨》载青蒿鳖甲汤："用青蒿能透热，用鳖甲能养阴退热，治温病暮热早凉，邪热滞留阴分。"医学研究发现，青蒿能平衡肝胰阴阳失衡，抑胰阳，平肝火。

郁金：味辛、苦，性微寒，入肝、胰经。郁金的主要功效是疏肝解郁，祛瘀止痛，行气消胀。《本草备要》载郁金能"行气解郁，凉血破郁"。郁金伍陈皮、枳壳、青皮，治疗肝气犯胃，两肋胀痛。

金钱草：味苦、酸，性凉，入肝、胰、肾、命门经。金钱草的主要功效是利于肝胰阴阳平衡，通淋排石，解热毒，退黄疸，利尿消肿。金钱草是治疗胆肾结石的要药。鲜品捣烂外敷，治疗恶疮毒疖，毒蛇咬伤。

秦艽：味苦、辛，性微寒，入肝、胰经。秦艽的主要功效是祛风湿疗痹痛，亦能退虚热，治疗阴虚内热，骨蒸潮热，湿热黄疸。《名医别录》载："疗风不问新旧，通身挛急即是。"《本草微要》载："秦艽能退热舒筋。"《药性本草》载："秦艽解酒毒，祛头风。"

黄芩：味苦，性寒，入肺、胰、胃、大肠经。黄芩的主要功效是清热燥湿，清热解毒，清热安胎，亦能调节自主神经紊乱，证属肝胰经络阴阳失衡。《医学衷中参西录》曰："善清躯壳之热，凡热之伏于经络，散漫腠理者，皆能消除之。"《本草通元》警示："里无热证，黄芩不可用也。"

夏枯草：味辛、苦，性寒，入肝、胰经。夏枯草的主要功效是清热泻火，解郁散结，平肝降压。治疗目赤肿痛，烦躁失眠，虚热，慢性咽喉炎，乳腺炎等。《黎居士简易方》："夏枯草用砂糖水浸一宿，取其解内热，缓肝火也。"

酸枣仁：味甘、酸，性平，入心、肝、脾经。《本草纲目》："足厥阴少阳经药也。生用治疗胆（胰）热好眠，熟用治疗胆（胰）虚不得眠。"酸枣仁的主要功效是平衡肝胰阴阳经络失调，通利血脉，清泻虚热，治疗失眠，烦躁，烦渴，多汗。

（三）足少阴肾经的常用药

肉桂：味辛、甘，性大热，入肾、肝、脾经。肉桂的主要功效是大补命门阳气，温补肾阳，温通血脉散寒止痛。《太平惠民和剂局方》载："肉桂伍茯苓，名桂苓丸，治暑天伤于寒凉。"《珍珠囊》载："补下焦不足，治疗沉寒痼冷之症。"《交泰丸》载："川黄连15克，肉桂1.5克，研细面，炼蜜成丸，空腹淡盐水送服，治疗心肾不交，怔忡无寐。"

肉苁蓉：味咸、甘，性温，入肾、大肠经。肉苁蓉的主要功效是补肾阳，益精血，强筋骨，滋阴润燥，滑肠通便。《药性本草》载："益髓，大补壮阳，治女子血崩。"《张氏医通》载："治命门火衰，燥结便秘。因其味咸气浊，须做丸服，若做汤剂，必作呕。"

蛤蚧：味咸，性平，入肾、肺经。蛤蚧的主要功效是补肺虚，助肾阳，益精血。治疗肾虚作喘，肺虚咳嗽，阳痿等症。《普济方》载："咳嗽面浮，四肢水肿，蛤蚧公母一对，林下参15克，研细面，煮糯米粥每次放10克，细细热呷下。"治疗肺肾两虚作喘经验方：蛤蚧30克，补骨脂10克，菟丝子15克，枸杞子15克，黑桑葚10克，黑蚂蚁15克。研粉面，早晚各服3克。趣闻：云贵挑夫，挑担翻山越岭之前，常抓一个蛤蚧剪其尾，含舌下，行走不喘。

黑蚂蚁：味酸、咸，性平，归肾经。黑蚂蚁的主要功效是，补肾虚，壮肾阳，益气力，润颜，催乳，抗炎，增强免疫力。治疗肾虚头晕耳鸣，阳痿遗精，风湿痹痛，中风偏瘫，痈肿疔疮，毒蛇咬伤等。《玄驹珍丸》用大黑蚂蚁干燥粉末炼蜜成丸，治疗类风湿关节炎，具有较强抗炎，增强免疫力的疗效。经验方：治小儿疳积，大黑蚂蚁粉3克，一个鸡蛋搅匀，隔水蒸熟食，一天一个，7天一个疗程。

山萸肉：味酸、涩，性微温，入肝、肾经。山萸肉的主要功效是益肝肾，秘精气，敛汗固脱。命门炽盛素有湿热，小便不利忌用。《医学衷中参西录》："山萸肉味酸性温，收敛元气，固涩滑脱，又能通利九窍，流通血脉。"

鲜地黄：味苦、甘，性寒，入心、肝、肾经。鲜地黄的主要功效是益肾水，凉心血，清热泻火，凉血止血。元医刘元素辨识曰："生地黄凉血，血热可用之；熟地黄温而补肾，血率者须用之。"近代名医张锡纯又辨识曰："熟地黄滋阴养血，大剂服之，阴血充足，但人身元气，自下至上脱下陷也。"熟地黄伤气，须慎用。现代名医施今墨喜欢鲜地黄、熟地黄对药伍用，既能凉心血，又能益肾水。

杜仲：味甘，性温，入肝、肾经。杜仲的主要功效是强筋骨，补肝肾，益精气。杜仲、续断伍用，名杜仲丸，无论内伤腰痛，还是外伤腰痛，杜仲丸皆有效。《本草求真》辨识："牛膝达下走于经络血分之中；熟地滋补肝肾，竟入筋骨精髓之内；续断调补筋骨在于屈节气血之间为异耳。但杜仲性能补肝肾，能直达下部筋骨气血，若气陷不升，其血必致欲脱无疑。"用杜仲须十分注意元气。

续断：味苦，性温，入肝、肾经。续断的主要功效是补肝肾，强筋骨，通血脉，止疼痛。治疗因肝肾不足、血脉不利引起的腰腿痛和足膝无力，亦治风湿痹痛，筋骨拘急等症。经验方：跌伤腰痛，续断黄酒煎服，化恶血。《本草通元》方剂："血痢，平胃散（苍术，厚朴，陈皮，甘草，生姜，大枣）15克，入续断5克，煎服，必效。"

蛇床子：味辛、苦，性温，入肾经。蛇床子的主要功效是内服温肾壮阳，外用燥湿杀虫。《神农本草经》："主男子阳痿湿痒，女子阴中肿痛。除痹气，利关节，癫痫，恶疮。"《名医别录》："温中下气，令妇人脏热，男子阴强。"

枸杞子：味甘，性平，入肝肾经。枸杞子的主要功效是滋补肝肾，益精明目。治疗虚劳精亏腰膝酸痛，肝肾不足头晕眼花。《本草思辨录》载："所治皆肺肝肾阴亏而虚热之病。"经验方：枸杞子加姜枣，煎煮代茶饮，治疗气短。

菟丝子：味辛、甘，性平，入肝肾脾经。菟丝子的主要功效是助阳益阴，补脾止泻，固精，缩尿，明目。治疗肝脾肾不足，消渴，腰膝酸软，阳痿，滑精，目暗不明，脾虚溏泻等症。菟丝子不腻不燥，善补而不峻，为平补肝脾肾之良药。安胎方：续断10克，桑寄生10克，菟丝子10克，煎服。《事林广记》载："消渴不止，菟丝子煎汁，任意饮之，以愈为度。"

补骨脂：味辛、苦，性大温，入肾脾经。补骨脂又称破故纸，性大温，阴虚火旺者忌用。补骨脂无胡桃肉配伍药效不佳。补骨脂的主要功效是暖下焦，壮元气，温肾驱寒，敛气固脱，温脾止泻，止咳平喘，亦能扩张血管。《本草纲目》载："通命门，暖丹田。"补骨脂用量须少而精，过量则伤元气。

淫羊藿：味辛，性温，入肝、肾经。淫羊藿的主要功效是壮肾阳，益精气，祛风湿，强筋骨。治疗男子阳痿，女子月经不调，四肢筋脉拘紧，风湿痹痛，阳虚咳喘，亦能舒张末梢血管，降血压。经验方：淫羊藿、补骨脂、熟地黄、生地黄伍用，有效增强免疫力，治疗阴阳俱虚之糖尿病，机体功能低下之风湿、类风湿，治疗命门功能紊乱等效果极佳。《中药学讲义》载："有促进精液分泌的作用。"《罗氏会约医镜》载："淫羊藿50克，淡豆豉100粒，煎服，祛目昏而明亮。"

牛膝：味苦、酸，性平，入肝肾经。牛膝的主要功效是"走而能补，性善下行"，活血通经，祛瘀止痛，利尿通淋。《本草经》载："主寒湿痿痹，四肢拘挛，膝痛不可伸，逐血气，堕胎。"亦治阴虚火旺牙龈肿痛，口舌生疮，治肾虚腰腿疼痛。经验方：钩藤15克，牛膝15克，平肝熄风，清上引下，快速降血压甚效。

桑寄生：味苦，性平，入肝肾经。桑寄生的主要功效是补肝肾降血压，祛风湿，舒筋络，养血安胎，固冲止崩，亦能有效治疗小儿麻痹后遗症。桑寄生是补肾养血常用的要药。《日华子本草》载："助筋骨，益血脉。"《神农本草经》载："主腰痛，小儿脊强，痈肿，充肌肤，坚牙齿，长须眉，安胎。"

（四）足太阳命门经的常用药

葛根：味甘、辛，性平，入命门，脾胃经。葛根的主要功效是发表散邪，解肌退热，疏表透疹，疏通命门经络，改善脑血液循环，降血压，又能升清止泻，生津止渴，降低血糖。《用药法象》曰："治脾胃虚弱泻泄圣药也。"《本经》曰："解酒。"即葛根具有鼓舞脾胃生津散热的作用。

狗脊：味苦、甘，性温，入命门、肝、肾经。狗脊的主要功效是通命门，补肝肾，强筋骨，祛风湿，利关节。用于治疗腰脊强直（类风湿性脊椎炎），腰背酸痛，足膝无力，足肿，亦可治疗尿频、遗精、带下等症。狗脊毛的止血作用异常显著，若其他止血药粉无效，用狗脊毛50克左右，按在出血口10分钟可止血，两三日狗脊毛自行脱落，伤口处无痕。《本草纲目》载："强肝肾，健骨，治风虚。"

羌活、独活：羌活味辛、苦，性温，入命门、肾经。独活味辛、苦，性微温，入命门、肾经。羌活独活，行上驱下，直通足太阳命门经脉。羌活行于上，主要功效是直上巅顶，横通臂膀，专治风入风府穴之游风头痛及肩臂疼痛；独活行于下，主要功效是疏导腰膝下行气血，治疗风湿痹痛，腰膝酸痛，两足沉重行走不利。《张氏医通》曰："羌活散其肝邪，此为正治。"《名医别录》："用独活疗诸贼风，百节痛风，无问久新。"

防风：味辛、苦，性微温，入命门、肝、脾经。防风为祛风圣药。防风的主要功效是，祛风寒风热之风邪，又可祛风湿痹痛，亦有止血之能。既能祛上焦风邪，又能祛周身湿邪。经验方：防风50克煎服，可解乌头、附子、天雄、砒霜之毒。防风能有效提升命门阳气，增强命门内分泌调节能力，能除湿痹，祛邪风。

全蝎、蜈蚣：全蝎味辛、咸，性平，有毒，入肝经。蜈蚣，味辛，性温,有毒,入肝经。全蝎与蜈蚣等分伍用,研面吞服,名曰"止痉散","凡气血凝聚之处皆能开之。"主要功效是疏通经络,解毒散瘀,熄肝风,解痉挛,止抽搐,亦可治疗高血压,心力衰竭。医学研究发现,全蝎、蜈蚣伍用,对振奋疏通脑干中枢神经有效。海藻、甘草、全蝎、蜈蚣配伍,名"藻甘汤",对软坚化解肿瘤有疗效。

(五)手少阴心经的常用药

远志:味苦、辛,性温,入心肺经。远志的主要功能是辛温促进心肾相交,心肾相交可宁心安神;心肾相交又能促进心肺血液循环,祛心肺郁火,使咳喘得息。《圣济总录》载:"远志石菖蒲,名远志汤,主心神不宁,失眠,记忆减退。"《中药大辞典》载:"九节菖蒲,远志各3克,治疗小儿急惊风,高热抽搐。"

石菖蒲:味辛,性温,入心胃经。石菖蒲是的主要功能是宣气通窍,辛温行散。治疗心包瘀阻所致的神智不清,癫狂,以及耳鸣耳聋,健忘诸症。又能辛温化浊,醒脾健胃。经验方:石菖蒲伍蝉蜕,有较显著的醒脾开窍功效。《本草从新》载:"辛苦而温,芳香而散,开心孔,利九窍,明耳目,开胃宽中。"

百合:味甘,性微寒,入心、肺经。百合的主要功能是祛除心肺郁热,安稳心神,润肺止咳。治疗神情恍惚,烦躁失眠,肺虚久咳等病症。百合病出自《金匮要略》,意为百合可治疗七情郁结,心肺阴虚内热的病症。《冷庐医话》载经验方:百合研粉,浓白糖水调之,敷患处,治疗胳膊红肿疼痛有效。证为心经郁热,导致小肠经瘀阻炎症。

夜交藤:味甘,性平,入心、肝经。夜交藤的主要功能是养心安神,祛风通络,止痒。夜交藤与酸枣仁伍用,治疗神经衰弱。夜交藤与炒远志,石菖蒲伍用,治疗心肾不交,心烦失眠。夜交藤即何首乌的枝藤,其功在于收阳滋阴养血,适用于阴虚血亏者。

浮小麦:味甘,性凉,入心经。浮小麦的主要功能是益气,除热,止汗,养心退热安神。《伤寒杂病论》载方剂:"浮小麦甘草大枣汤,治疗肠燥,哭闹不休。"应当说,其功效在于退心热,稳定心脑神经,安稳脏腑自主神经。《卫生宝鉴》载:"浮小麦、麦门冬,用文武火炒,研粉,米汤送服,治虚汗盗汗。"

龙骨：味甘、涩，性微寒，入心、肝、肾经。龙骨的主要功效是镇心安神，平肝潜阳，固涩收敛。治疗心系失调之心悸，失眠，惊悸，肝阳上亢之头晕，目眩，烦躁，亦治疗遗精，带下，自汗，湿疹，疮疡溃后不愈等症。徐灵胎云：其性至动而能静，故其骨最黏涩，能收敛正气，且敛正气而不敛邪气，凡心神耗散，肠胃滑脱之疾，皆能治之。

丹皮：丹皮即牡丹皮，味辛、苦，性微寒，入心肝肾经。丹皮的主要功效是祛除肝郁火盛产生的血中伏火，亦治疗肝郁积热引起的高血压和血管痉挛。《本草纲目》载："牡丹皮治手足少阴厥阴四经血分伏火。"其功，牡丹皮比黄柏更胜一筹。

人参：味甘、微苦，性平，入心、脾、肺经。人参的主要功效是补心脾，安心神，且能大补元气，挽救虚脱之危症。医学发现，人参能增强心脏收缩能力，增强心肺血液循环功能，改善冠状动脉粥样硬化。《神农本草经》云："补五脏，安精神，定魂魄，止惊悸，明目，开心益智。"《用药法象》云："补肺中元气，肺气旺则四脏之气皆旺，精自生，形自成。"此说法值得商榷，肺脏的血液气体交换功能无可置疑。然，肺功能依赖心脏血液循环带动，人参能补心脾，安心神，补肺亦在其中也。野山参稀缺，价格昂贵，非常用之品，人工栽植的林下参若年头长久，疗效亦佳。

莲子：味甘、涩，性平，入心、脾、肾经。莲子的主要功效是沟通心肾，养心安神，益肾固精，涩肠止泻。《本草纲目》载："交心肾，厚肠胃，固精气，强筋骨，补虚损，止久痢，赤白浊，女子带下崩中诸血疾。"

红花：味辛，性温，入心肝经。红花的主要功效是温通血脉，温经通络，祛瘀止痛。小剂量入药，有调养气血之功。桃红四物汤成方：桃仁、红花、川芎、熟地，治疗血滞经闭，痛经，瘀血肿痛。《本草正义》载："气兼辛散，凡瘀滞内积，经络不利诸症，皆其专主。走而不守，迅利四达，苟仅以疏通活血为用。"红花是治疗心包经瘀阻，心胸疼痛，跌打损伤，瘀血肿痛，关节酸痛的要药。

黄连：味苦，性寒，入心肝胃大肠经。黄连的主要功效是泻心火，泻胃火，解郁毒。黄连甘草汤，有效治疗阵发心动过速，房性和室性早搏。经验方：黄连伍肉桂，顷刻间心肾相交，善治阴血不足心烦不眠。《医宗金鉴》载：黄连黄芩的二黄汤，"酒炒行于上焦清热解毒之力倍增，善治目赤肿痛，齿龈肿痛，口舌生疮。但二者均为大寒之品，用量益精，中病即止，防止损伤元气"。

（六）手太阴肺经的常用药

荆芥：味辛，性温，入肺肝经。荆芥的主要功效是发汗祛风解表，逼血中寒气外出，且能发散血中郁热。《本草求真》载："凡见皮肤灼热，头目昏眩，咽喉不利，身背疼痛，用此味无不效。"荆芥所治皆为命门阳气不足，肝阴虚，肺经失衡之症。

桂枝：味辛、甘，性温，入心肺命门经。桂枝的特点是有升无降。其主要功效是温经通络，疏通微循环，能解肌发表，祛风除湿，宣痛闭阻，驱寒止痛，开通玄府，宣通卫气。《伤寒论》第一方——麻黄汤，麻黄伍桂枝，入心肺经，调节命门阳气，疏通上焦瘀阻，调和营卫，汗出而愈。张锡纯医案：一妇吞鸦片喘逆，命垂危，桂枝尖12克煎饮，须臾气息如常。可见，桂枝类似肾上腺素，可激发阳气的功效。

天门冬、麦门冬。天门冬：味甘、苦，性大寒，入肺、肾经。麦门冬：味甘、微苦，性微寒，入心、肺、胃经。天门冬的主要功效是甘寒滋阴，清肺滋肾，退虚热。麦门冬的主要功效是养阴润肺，养胃阴生津液，清心火，润肠燥。《张氏医通》载二冬膏，治肺胃燥热。《本草思辨录》："麦门冬合于本经主治，自是胃家正药。"所指麦门冬滋阴润燥之性。升脉饮方剂，人参、麦门冬、五味子，正合此义。

党参：味甘，性平，入脾、肺经。党参的主要功效是补脾虚，养肺阴，补中益气，滋阴养血，生津止渴。《脾胃论》中所载补中益气汤方剂，党参黄芪补气对药，重在激发命门阳气，凡是体衰、劳伤、气虚，服之皆有良效。相比较而言，党参的药性平和，黄芪不可人人过量，也不可久用，用久气衰危矣。

升麻：味辛、甘，性微寒，入肺、脾、胃、大肠经。阴虚火旺，肝阳上亢者忌用。升麻的主要功效是生阳散瘀，清热解毒，引药上行，升清阳之气。治疗外感风热，时疫毒邪，牙龈肿痛，皮肤瘙痒，中气下陷等症。升麻也是解毒吐蛊的要药。升麻宜升皮肤腠理之阳气，祛除脾胃之郁结。举阳明之清气，非升麻不可。由此可见，升麻所具有的升举阳气之能，与它鼓动内分泌激素，提升脾胃阳气，增强脾胃功能有关；之所以阴虚火旺，肝阳上亢者忌用，是因为阴虚火旺者得升麻阳气升举，将会更加邪气盛。它的主要药效应当是举阳明之清气，清脾胃郁热之毒邪，但是它又能升举清阳，治中气下陷，归入肺经亦可。

金银花：味甘，性寒，入心肺脾胃经。金银花的主要功效是清热解毒，凉血祛邪，善治风热感冒，疮疡肿毒，泄痢脓血。吴鞠通所制的《银翘散》主要成分是金银花和连翘，治热病时疫。金银花、连翘与紫花地丁、蒲公英、板蓝根配伍，治疮疡肿毒显效。《太平圣惠方》载："金银花，忍冬藤浓煎饮，治热毒血痢显效。"

桔梗：味辛、苦，性平，入肺经。桔梗为肺经引经药。桔梗的主要功效是开通肺气，泻火散寒祛热；且能引诸药上行，宣通上焦气血，祛浊排瘀。肺经郁，宜桔梗开之。经验方：①桔梗伍升麻，治肺痈脓血。②升麻、桔梗、马勃、青黛，治咽喉肿痛显效。③升麻、桔梗、知母、生石膏，治牙龈肿痛。医理在于诸药组合，能清气血失和阳经失衡之毒邪。

知母：味苦、甘，性寒，入肺、胃、肾经。知母是三焦微循环的清热泻火药。其主要功效是清上焦肺经之火，润肺止咳；清中焦阳明之火，消烦解渴；清下焦肾燥之火，除骨蒸，止盗汗。知母是治疗阴虚火旺的要药。《伤寒论》白虎汤中知母伍生石膏，治疗温病高热不退，胃阳明脉洪大，重用生石膏。《医学衷中参西录》："大便燥结不通，知母解之。"《用药法象》："知母能泻无根肾火，滋化源之阴。"

蝉蜕：味甘，性寒，入肺、肝经。蝉蜕轻盈，善走皮肤腠理上焦经络。蝉蜕的主要功效是疏风、清热、透疹，又善清肝热，祛风解痉，镇静安神。《景岳全书》蝉蜕伍薄荷，名消风散，是治疗荨麻疹的基础方。《医学衷中参西录》："蝉蜕伍蛇蜕，善治周身癫癣瘙痒。

蝉蜕、蛇蜕、羚羊角丝，治疗血热，手脱皮显效。"《本草纲目》载："小儿夜啼，蝉蜕后半截研粉面，勾兑到钩藤，薄荷汤剂里，调服。"

薄荷：味辛，性凉，入肺肝经。薄荷的主要功效是善于祛风清热，解郁散气。治疗外感风邪，风疹，皮肤搔痒，咽喉肿痛，还能解肝瘀气滞。《本草求真》载："薄荷，辛能通气，治心腹恶气痰结，凉能清热，治咽喉口齿眼耳瘾疹疮疥，惊热骨蒸，衄血。"验方：风寒感冒咽痒不适，钩藤10克，薄荷5克，煎水，代茶饮。《永类钤方》载："治风气瘙痒，薄荷，蝉蜕各3克，研面，黄酒调服。"

板蓝根：味苦，性寒，入心、肺经。板蓝根的主要功效是清热解毒凉血。脾胃虚寒，无实火热毒者忌服。板蓝根治咽喉肿痛，急慢性肝炎，乙型脑炎，流行性脑脊髓膜炎。《中药大辞典》载："板蓝根主治风热感冒，流感，流脑，乙脑，大头瘟疫，烂喉丹痧，丹毒，痄腮，咽喉肿痛，黄疸，水痘，麻疹。"

浮海石：味咸，性寒，入肺、经。浮海石的主要功效是降火，软坚散结，消石。《日华子本草》载："煮汁饮，止渴治淋。"浮海石善治砂淋，石淋，血淋，小便涩痛。亦能清肺化痰。

白茅根：味甘，性寒，入肺、胃经。白茅根的主要功效是善清肺胃郁热，凉血止血，亦能利尿，导热下行。荆芥、桂枝、白茅根同为上焦经药，善清上焦气血微循环瘀阻，但用法不同。桂枝荆芥善于鼓动命门内分泌阳气生化，引皮肤腠理郁热从肺与汗液排出；白茅根性寒，善清肺胃郁热，导热下行，引郁热从下焦尿道排出。风寒感冒，不出汗，用桂枝、荆芥，从肺与汗腺排出；风寒感冒，肺胃郁热，用白茅根导热，从肾及下焦排出。

（七）手厥阴心包经的常用药

川芎：味辛，性温，入心包、肝、胰经。川芎为促进心包、三焦气血微循环的要药。川芎是血中气药，走而不守，上行巅顶，中达血海，外彻皮毛，旁通四肢，主要功效是活血行气，消瘀通络，祛风止痛。《集效方》载："大川芎一个，研细面，可治一切心痛。"从川芎伍用的临床经验观察，川芎活血化瘀，重在疏通心包、三焦经络，心包经络瘀阻，周身上下内外气血微循环皆通。

丹参：味苦，性微寒，入心包、心、肝经。丹参的主要功效是活血化瘀，凉血清心，行血止痛，除烦安神。医学发现，丹参具有扩张冠状动脉，增加血流量，降血压，降血糖，镇静的药理作用。《重庆堂随笔》载："丹参能清血中之火，故能安神定志。"丹参伍葛根，治疗糖尿病显效。

栀子：味苦，性寒，入心包、三焦经。栀子，脏腑热用仁，皮肤热用皮，炒黑用止血，姜汁炒除呕。其主要功效是清三焦郁热，凉血止血，清肝明目。《伤寒论》栀子豉汤：栀子能清心肺郁热，豆豉能祛除脾胃郁热，凡郁热不适之症，皆可解除。《普济本事方》载验方：山栀子炒存性，研细面，入鼻中，止鼻渊立效。

（八）手少阳三焦经的常用药

芒硝：味苦、辛、咸，性大寒，入三焦、胃、大肠经。芒硝的主要功效是润燥，软坚，除热，下泄。芒硝治痞、满、燥、实等阳经病及急性肠梗阻。外用能清热消炎，消肿止痛。芒硝伍大黄，出自《伤寒论》大承气汤。芒硝苦寒，非阳经病不可妄用，气阻三焦，气血微循环阴阳失衡为邪气，芒硝可治，若阳气虚，用之则伤正气。

连翘：味苦，性微寒，入心与胰经。连翘长于治心热，且能调节肝胰阴阳失衡，是治疗上焦阳经病的要药。连翘的主要功效是泻心火，破血结，散气凝，消肿毒。《药性本草》载："除心家客热。"《本草经百种录》载："连翘气芳烈，性清凉，气分郁热皆已之。"《医学中衷参西录》载："连翘治十二经络血凝七聚，为疮家要药。凡头痛目痛赤痛鼻渊，或鼻涕脑漏之症，皆能主之。"

柴胡：味苦、辛，性微寒，入心包、三焦、肝、胰经。柴胡的主要功效是调节肝胰阴阳经络平衡，疏肝解郁，升阳举陷。其病理是胰经生发失调，肝失阳气滋养，肝气郁结。中间代谢肝肾能力失缺，阻滞心包、三焦经微循环，由此形成肝气瘀阻，气虚下陷，营卫不和，骨蒸劳热等一系列疾症。《本草正义》曰："中气不足，少入柴胡为佐使向导，奏效甚捷。"经验证实，柴胡少许使用，即能恢复肝胰经络平衡。柴胡伍白芍，出自逍遥散，药理在于平衡肝胰失调，同时，又能滋补肝阴。《本草纲目拾遗》辨识：银柴胡与北柴胡不同。银柴胡能清热凉血，凡虚劳，热在骨髓，非银柴胡莫疗。北柴胡升动虚阳，不可辨混。

（九）足太阴脾经的常用药

苍术：味辛、苦，性温，入脾胃经。苍术是治疗脾湿滞运的要药。苍术的主要功效是燥湿健脾，解风寒，祛风湿，止痹痛。《本草崇原》载："凡欲运脾，则用苍术。"《寿世保元》："湿疾流注脏腑，气不升降，用苍术，香附行气。"苍术伍元参，降血糖显效。有研究表明，苍术中的维生素A明显高于鱼肝油，研粉服用，治疗夜盲症奏效。

香附：味辛、微苦甘，性平，入肝与三焦经。香附是行气开郁的要药。其主要功效是疏肝理气，行气解郁。香附与苍术配伍，一个祛脾湿，一个理肝气，脾肝通畅，脾湿肝郁之症得解。《本草纲目》曰："利三焦，解六郁。味辛能散，微苦能降，味甘能和，乃足厥阴肝、手少阳三焦气分主药，兼通十二经气分。"

茯苓：味甘，性平，入脾、肾、心、肺、胃经。茯苓佳品是健脾渗湿的要药。茯苓甘能补脾，淡能渗水，其主要功效是利水渗湿，宁心安神。用药区分：安神，茯神优于茯苓，渗湿，茯苓优于茯神；治下焦湿热，赤茯苓优于白茯苓，治水肿肤胀，茯苓皮优于茯苓。岳美中验方：茯苓500~1000克，研细粉，每次服6克，每日两次。服用2~3月，治脱发显效。

山药：味甘，性平，入脾、胃、肾经。山药为平补脾胃的要药。其主要功效是补脾胃，助消化，解虚劳，益力气，长肌肉，润肤泽。经验方：山药、茯苓等分，研粉服用，每日三次，每次6克，治尿频。《医学衷中参西录》载薯蓣饮方剂：生怀山药200克切片，煮汁1000克，代茶饮，治一切阴分亏损之症。另，怀山药能益肾补精，是治疗糖尿病的有效药味。

白术：味甘、苦，微辛，性温，入脾、胃经。白术甘温补中，苦辛燥湿，其主要功效是补脾益气，燥湿利水，固表止汗。一般经验是补脾用白术，运脾用苍术。白术、苍术是补脾祛湿的常用对药。《玉楸药解》辨识："消食纳谷，止呕止泻用白术，泻水开郁用苍术。白术守而不走，苍术走而不守。"

黄芪：味甘，性微温，入脾、肺经。黄芪的主要功效是升阳补气，固表止汗。生黄芪具有生发之性，升阳举陷，温分肉，实腠理，治疗中气下陷，自汗盗汗，糖尿等症。炙黄芪具有益元气，温三焦，壮脾阳，利水消肿，生血生肌，托脓外出之能。可见，黄芪是治疗气血不足，阳气衰微的要药，其功在于助兴命门神经内分泌元气。《折肱漫录》辨识："予黄芪防风玉屏风散服之，反自汗津不止，用黄芪七分，配防风三分服之，斯得之矣。黄芪性钝，防风性利，钝受利之制耳。"黄芪具温补之性，凡内有实热者不宜服用。

茯神：味甘、淡，性平，入心、脾经。茯神的主要功效是开心窍益心智，安魂养神。治疗惊悸，失眠，健忘，心虚。《名医别录》载："茯苓入脾肾之用多，茯神入心之用多。"金代医家张洁古云："风眩心虚非茯神不能除。"可见，茯神能调节心素，安稳心神。

赤茯苓：味甘，性平，入心、脾、肺、肾经。赤茯苓的主要功效是宁心安神，清利湿热，且能专泻心、小肠、命门经络湿热。赤茯苓、赤小豆，煎服，治疗下肢浮肿显效。

大枣：味甘，性平，入脾、胃、心、肝经。大枣的主要功效是专用于补脾阴，润心肺，安心神，滋阴血，生津液，和缓药性。《神农本草经》载："主心腹邪气，安中养脾，助十二经，平胃气，通九窍，补少气少津液，心中不足，大惊，四肢重，和百药。"《伤寒论》的甘麦大枣汤，其中大枣起到了滋阴充津安神的疗效。

益智仁：味辛，性温，入脾肾经。益智仁的主要功效是温补脾气，收敛肾阳，且能暖脾止泻。治疗下焦虚寒遗精，早泄，尿频，以及脾胃虚流涎水等症。《医家密奥》载："益智仁补肾，需要山药补脾气，而补肾成功。"《增补内经拾遗》载："益智仁伍白茯苓名益智仁汤，治肾虚遗溺。"

枳实：味苦、辛，微酸，性微温，入脾、胃经。枳实的主要功效是破滞气，消积滞，治心下痞满，食欲不振，便秘。朱震亨称其为"冲墙倒壁，滑窍破气之药。"本品苦温降气，非实证不可用。

芡实：味涩，性平，入脾、肾经。芡实的主要功效是健脾除湿，收敛止泻，固肾涩精。脾恶湿，肾恶燥，唯芡实能健脾固肾。《神农本草经》：“益精气，强志，令耳目聪明。”

檀香：味辛，性温，入脾、胃、心、肺经。檀香的主要功效是疏通心脉瘀阻，调脾经，理胸隔，温中散寒，行气止痛。檀香伍丹参，治冠心病、心绞痛显效。若心绞痛，用药须七分活血，三分行气；若胸闷憋气，用药须七分行气，三分活血，临证慎审。《本经逢原》载："檀香善调隔上诸气。"用药经验谈："檀香治上，沉香达下，木香理三焦。"

（十）足阳明胃经的常用药

滑石：味甘、淡，性寒，入胃、命门经。滑石的主要功效是清热降火，生津止渴，利水通淋，泻湿止泻。上清水源，下通水道，三焦邪热从水道排出。滑石伍甘草，名六一散或天水散，专治暑热，心烦口渴，小便不利诸症。《本草求真》载："开窍利湿，不独尽由小便而下，盖能上开腠理而发表，是除上中湿热；下利便溺而行水，是除中下之湿热。"

砂仁：微辛，性温，入脾、胃经。砂仁的主要功效是辛散温通，芳香理气，醒脾消食，开胃止呕，行气止痛，温脾止泻。《外科证治全生集》载："顺气开郁结，炒研温服安胎。"《药性本草》："主冷气痛，温暖肝肾。"

枳壳：味辛、苦，性微温，入脾、胃经。枳壳的主要功效是辛散苦降，行气消胀，下气开胸，利肺开胃。张元素云："枳壳破气胜湿，化痰泄肺，走大肠经，不可多用，多用损胸中至高之气。"张洁古发现枳壳、白术对药，名束胎方，专治难产。

淡豆豉：味辛、甘、微苦，性寒，入肺、胃经。淡豆豉的主要功效是宣发透达，解表出烦。清代张璐评价《肘后方》葱豉汤（葱白2~5寸，淡豆豉15克）："本方药味虽轻，功效显著。凡虚人风热，伏气发温，及产后感冒，靡不随手获效。"清代沈穆介绍淡豆豉的使用方法："治病多用淡豉，能升能降，得葱则发汗，得盐则能吐，得酒则治风，得薤则治痢，得蒜则止血，炒热则止汗，各随佐使而用也。"

麦芽：味甘，性平，入脾、胃经。麦芽的主要功效是开胃消食，和中消胀，又能治疗下气回乳，以及治疗肝区隐痛，厌食等。治疗回乳，用大剂量60~200克生麦芽有效。鸡内金伍麦芽、白术为治疗一切消化瘀积，消化不良，食欲不振，厌食的要药。

藿香：味辛，性微温，入胃、脾、肺经。藿香为解暑上品，其主要功效是祛暑湿，祛脾湿，善治湿阻脾胃，胸脘胀满，心腹痛。《中药讲习笔记》曰："湿困脾阳，倦怠无力，饮食不甘，舌苔浊垢者，最捷上药。"《普济本事方》载经验方：藿香研面，牛胆汁为丸，每次服3克，治鼻炎。

山楂：味酸、苦，性微温，入脾胃肝经。山楂的主要功效是健脾开胃，消食化积，活血化瘀，扩张血管，降血压等。《随息居饮食谱》载："醒脾气，消肉食，破瘀血，散结消肿，解酒化痰，除痞积，止泻痢。"北宋僧人释赞宁在《物类相感志》中提示说："若胃中无食积，脾虚不运化者，食山楂反克脾胃生发之气也。"

甘草：味甘，性平，入心、肺、胃经。甘草的主要功效是：生甘草泻火解毒，润肺止咳。炙甘草益气补中，缓和药性。滑石伍甘草，名六一散，治暑湿表里俱热，吐泻。经验方：食肉食中毒，生甘草9克煎服显效。中诸热药毒，生甘草煎汤冷饮。《张氏医通》："中满痞胀，实满者不可用甘草。"

香附：味辛、微苦、甘，性平，入肝胃经。香附的主要功效是疏肝理气，行气止痛，疏肝解郁。"香附乃气病之总司，女科之主帅也。"《本草洞诠》对香附用药作了精妙概括："香附盐炒补肾气，酒浸炒行经络。得檀香理气醒脾，得沉香能降诸气，得川芎苍术能总散诸郁，得茯神能交济心肾，得茴香淫羊藿引气归元，得厚朴半夏能决壅消胀，得紫苏葱白能解散邪气，得三棱莪术能消磨积块。"《本草纲目》载："利三焦，解六郁。"《经验方》："香附为君，臣以参芪，佐以甘草，治虚怯甚速也。"

海藻：味苦、咸，性寒，入肝胃肾经。海藻的主要功效是软坚散结，软化血管经络，泻肝火，散结气。《证治准绳》："海藻伍昆布名二海丸，治疗气瘿，肿瘤诸症。"

水牛角：味苦、咸，性寒，入肝胃经。水牛角的主要功效是清热凉血，泻火解毒。《日华子本草》曰："治热毒风并壮热。"水牛角伍鲜地黄，出自犀角地黄汤方剂，治温病热入营血诸症。

玄参：味甘、苦、咸，性寒，入肺胃肾经。玄参的主要功效是凉血解毒，清热泻火，养阴润燥，消肿止痛。玄参是治疗虚火上延的要药，虚火来自肾经失养，上腾心肺，传到三焦脾胃。玄参能补肾气，滋阴降火。玄参清热，滋阴，降火，功效显著。

（十一）手太阳小肠经的常用药

鸡内金：味甘，性平，入脾胃小肠命门经。鸡内金的主要功效是健脾益胃，化坚消石，涩精止遗。经验方：①鸡内金伍丹参，治胃阴受损，胃十二指肠溃疡久久不愈。②鸡内金粉口服并敷，治一切疮口溃烂。③鸡内金研细粉口服一周，化瘀血，经血自行。④鸡内金粉日服三次，每次2克，治疗癥肿坚硬肿块有效。同时，鸡内金也是软坚化石，治疗各类结石的有效药味。

海金沙：味甘淡，性寒，入小肠命门经。海金沙性下沉，主要功效是寒可清热，善泻小肠，命门经湿热，清热解毒，利尿通淋，用于治疗砂淋，石淋诸症。《本草纲目》载："海金沙，小肠、命门血分药也，热在此二经血分者宜之。"海金沙治结石症：①膀胱，输尿管结石，海金沙、浮海石、血余炭、旱莲草、六一散、车前子、车前草伍用。②肾结石，海金沙与金钱草、石韦等诸药伍用。③胆结石，海金沙与茵陈、柴胡、栀子等诸药伍用。

灯心草：味甘、淡，性微寒，入心小肠经。灯心草的主要功效是清热利尿，止血通淋，用于治疗心火旺，心烦不寐，小儿心热烦躁不安，夜啼，亦可治水肿，小便不利。心火盛，心素失调，引起心与小肠阴阳经络失衡，自主神经调节失灵，由此产生心烦不寐等诸多症状。经验方：①灯心草烧灰，涂乳头，饲小儿，止夜啼。②灯心草伍滑石，甘草，治疗中暑及小便淋漓。

淡竹叶：微辛、甘，性微寒，入心胃小肠经。淡竹叶的主要功效是清心火，泻胃热，除下焦湿热。《本草洞诠》载："治胸中痰热，头痛头风，凉心热，益元气。"

藁本：味辛，性温，入小肠命门经。藁本的主要功效是辛温升散，善达巅顶，手太阳小肠经引经药。藁本气雄壮，寒气瘀于足太阳风府穴，巅顶痛，非此不能除。《本草洞诠》载："治督脉为病，脊强而厥。""藁本伍白芷，悦颜色，作面脂甚佳。"

（十二）手阳明大肠经的常用药

生石膏：味辛、甘，性大寒，入肺、大肠经。生石膏凉而能散，其主要功能是清热泻火。《本草洞诠》载："（生）石膏除胃热，肺热，三焦大热，时气头痛，中暑潮热，止消渴，解肌发汗，揩齿益齿。"《医学中衷参西录》载："外感有实热，放胆用之。若实热炽盛，重用四五两（200~250克），或七八两，必煎汤三四茶杯，分四五次徐徐温服，热退不必尽剂。"外感实热，肺经炽热随血液循环延至三焦气血微循环生大热，随静脉血回流至脾，阴阳失衡，胃火亢盛，生石膏能除三焦大热，凉而能散，用之退热迅捷。

大黄：味苦，性寒，入脾、大肠、心、肝经。大黄苦寒，力猛下行，其主要功效是荡涤胃肠实热，清燥除滞，活血化瘀，清热解毒。《简便方》载："赤白浊淋，大黄3克研粉，鸡蛋破顶入药，空腹蒸食，三副愈。"《伤寒论》大承气汤：大黄伍芒硝，治热盛便秘，腹胀满。

白头翁：味苦，性寒，入肝、胃、大肠经。白头翁的主要功效是清热解毒，凉血治痢。《药性本草》载："治毒痢，齿痛，百节骨痛。"经验方：白头翁30克，钩藤15克，治疗帕金森病显效。

天花粉：味甘、苦、酸，性寒，入肺胃大肠经。天花粉又称瓜蒌根，其主要功效是清肺润燥，养胃生津，解毒消肿，通经络，消肿排脓，善治消渴，解一切疮家热毒。瓜蒌反乌头，不可与乌头类药物同用。天花粉用量不宜大，过量则恶心呕吐。《神农本草经》载："主消渴身热，烦满大热。"《本草衍义补》称之为消渴圣药。

乌梅：味酸、涩，性平，入肝、脾、肺、大肠经。乌梅的主要功效是敛肺涩肠，和胃生津，能增加胃酸，止咳止泻止血。《刘涓子鬼遗方》载："乌梅肉烧存性，研粉敷溃烂后起恶肉处，一日去大半，二日平愈。"药理研究，乌梅能激发胰腺酶分泌，有益胃肠道系统消化吸收。

薏苡仁：味甘、淡，性微寒，入脾、胃、肺、大肠经。薏苡仁的主要功效是清热润肺，健脾化湿，利水消肿，祛湿除痹，缓和拘挛。薏苡仁是健脾补肺的要药。《神农本草经》载："主筋急拘挛。"《名医别论》："消水肿，令人能食。"

桃仁：味苦、甘，性平，入心、肝、大肠经。桃仁的主要功效是滑肠润燥，破血化瘀。善治瘀血积滞，肠道蠕动缓慢便秘，以及跌打损伤，肠痈等疾。《本草洞诠》载："桃仁其功有三，治热入血室，一也；泻腹中滞血，二也；除皮肤血热燥热，三也。"《本草经疏》载："本品散而无收，泻而无补。"经验方：桃仁15克，玉米须50克，枸杞根50克，煎服，治糖尿病。枸杞根即地骨皮。

第八章　药证相应

《素问·至真要大论》篇："谨守病机，各司其属，疏其气血，令其调达，以平为期。"

《素问·汤液醪醴论》篇："病为本，工为标，标本不得，邪气不服。"

《素问·至真要大论》篇："主病之谓君，佐君之谓臣，应臣之谓使。"

中医诊察手段是经络认证，与之匹配的中草药治疗，自然也是药证相应的循经用药。中医经络认证和循经用药，最早在《黄帝内经》《黄帝八十一难经》所著述的阴阳脉学和中药四气五味四性中有明确的表述。后来，药味归经在金元医学家张元素所著的《珍珠囊》中有了明确阐明。清代医家沈穆在他撰著的《本草洞诠》中，开列出脏腑虚实寒热主治之药等。这些一脉相承的医学方法，对后世医学启示很大。

本章采用脏腑营血周循环的循经认证方法，将分别按照肝、胰、肾、命门、心、肺、心包、三焦、脾、胃、小肠、大肠等十二经脉营周不休，周而复始顺序，进行经络认证与循经用药演示。

一、足厥阴肝经认证与循经用药

经络认证：肝脏主要功能是合成代谢，它将小肠消化吸收的营养成分和脾脏分解的血液元素，合成为人体细胞可吸收的营养物质，因此，成为脏腑营血周循环的首道工序。与肝脏协同生化的有胰脏的酶素和胰腺胰岛素，有脾脏固摄分解的静脉血液元素，有小肠提供的食物营养成分。肝脏细胞在合成代谢加工过程中，需要命门神经内分泌激素与之阴阳平衡，形成肝脏功能。根据上述生理，足厥阴肝经与足少阳胰经，与手太阳小肠经，一阴二阳失和，就会产生消化吸收不良的病症，肝阴经病，出现过敏，厌食，体质羸弱等临床反应。肝胰阴阳经络失调，肝经郁火蔓延胰脏，将发生胰腺炎等病症。足厥阴肝经与足太阳命门经，一阳一阴失和，就会产生肝功失能的病理，肝阴经病，出现肝阴虚，肝火上亢。足厥阴肝经与足太阴脾经，与足太阳命门经，一阳二阴失和，就会产生肝瘀气滞等病症。

（一）肝火上亢

证为足厥阴病。

治疗方法：①滋补肝阴。②调节肝肾命门相互平衡。

药味选择：①滋补肝阴，可选用有效的药味是茯苓、白芍、甘草、牛膝、木瓜。②调节肝肾命门相互平衡的药味，有山西名医李可的"肾四味"，即枸杞子、菟丝子、补骨脂、淫羊藿；再复加苍术、香附、地龙、川芎、赤芍、刺蒺藜、钩藤、蒲公英、三棱、莪术。

循经用药的主体思路

阴虚生内热，肝火上亢，症状表现为耳聋，耳鸣，视物模糊，头晕目眩，思维不清晰，烦躁不安，夜晚多梦，易醒，肢体痉挛。病理表现为肾阳虚，命门火衰所造成的肝功弱化，肝阴虚。采取标本兼治的方法，第一是维稳，滋补肝阴。所谓肝火上亢，主要是肝合成代谢能力不足，脑神经细胞失养，三焦气血微循环失运所致。因此，采用复合方的白芍甘草木瓜汤，用于补肝血，强肝功，通畅三焦气血微循环，使症状显著改善。另外加茯苓、牛膝两味，促进脾肝肾营血周循环。第二是治本，从病根上调节肝肾命门相互平衡。李可先生的"肾四味"，即枸杞子、菟丝子、补骨脂，淫羊藿，能够从根本上捋顺命门神经内分泌调节失衡，使心肺肝肾三焦脾的功能失弱得到有效缓解。加苍术、香附两味，旨在祛脾湿，通达肝脾瘀滞之气，能够有效通畅三焦气血微循环瘀阻。第三，阴虚生内热必有瘀阻，加刺蒺藜、钩藤、蒲公英、三棱、莪术，清血化瘀，除旧布新。另加川芎、地龙、赤芍、活血化瘀，有力促进三焦气血微循环。这样综合调理，使肝火上亢得到有效解除。

（二）肝瘀气滞

证为足厥阴病。

治疗方法：①疏通三焦瘀阻，脾湿滞运。②扶肝养阴排毒。③调节命门内分泌失调。

药味选择：①调节命门内分泌失调的药味，可用浮小麦、酸枣仁、灯心草、甘草、远志、石菖蒲、鲜地黄、枸杞子、菟丝子、补骨脂等。②疏通三焦瘀阻，脾湿滞运的药味，可用桂枝、荆芥穗、三棱、莪术、三七、丹参、苍术、香附、川芎等。③扶肝养阴排毒的药味，可用茯苓、白芍、木瓜、牛膝、钩藤、刺蒺藜、土茯苓、萆薢、蜈蚣、全蝎、土鳖虫、地龙等。

循经用药的主体思路

因郁气产生命门内分泌失调而导致肝气瘀阻，肝气瘀阻致中焦瘀阻和脾湿滞运。症状表现为情绪易怒，睡眠不实易醒，口苦，眼干，肋痛肋胀，胃痉挛阵痛，胃溃疡，或虚胖，手脚水肿。循经用药治疗方法：第一组药味，用浮小麦、酸枣仁、灯心草、甘草，平稳自主神经；用远志、石菖蒲安定神经；再用枸杞子、菟丝子、补骨脂，平衡调节肾与命门阴阳失衡。第二组药味，用桂枝、荆芥穗，通畅三焦微循环；用三棱、莪术祛除瘀滞；再用三七、丹参、苍术、香附、川芎等，除湿活血排郁。第三组药味，用茯苓、白芍、木瓜、牛膝扶肝养阴；用钩藤、刺蒺藜、土茯苓、萆薢、蜈蚣、全蝎、土鳖虫、地龙等，排除肝瘀气滞毒素，清除血管血脂瘀物。

（三）胰腺炎

证为足厥阴病

治疗方法：①消炎止痛。②调节肝胰阴阳平衡。③调节脏腑自主神经。④理顺脏腑营血周循环。

药味选择：①消炎止痛，可用芒硝、金钱草、土茯苓、玄参、乳香、没药。②调节肝胰阴阳平衡，可用青皮、钩藤、刺蒺藜、白芍、木瓜。③调节脏腑自主神经，可用浮小麦、酸枣仁、甘草。④理顺脏腑营血周循环，可用川芎、赤芍、桃仁、红花、黄芪、地龙、当归尾。

循经用药主体思路

胰腺炎的主要病理是肝胰二经阴阳失调。神经内分泌失调引起肝瘀气滞，胰液生成代谢失衡，郁火阻滞引发炎症，急性胰腺炎，如果不及时医治，性命堪忧。胰腺炎的治疗方法：①消炎止痛。急则治标。用芒硝，泻其瘀阻。用金钱草、土茯苓，消其炎症。玄参，凉血化瘀。乳香、没药用于消炎止痛。②调节肝胰阴阳平衡。青皮，肝胰二经引经药，用于清泻郁气，平衡阴阳。用钩藤、刺蒺藜，通过祛除肝瘀气滞，达到阳病治阴的治疗效果。用白芍、木瓜，滋阴补肝。③调节脏腑自主神经。拣选浮小麦、酸枣仁、甘草，用于调节脏腑自主神经失调。④理顺脏腑营血周循环。川芎、赤芍、桃仁、红花、黄芪、地龙、当归尾，是王清任的"补阳还五汤"活血化瘀成方，调补脏腑气血阴阳平衡卓有成效。

二、足少阳胰经认证与循经用药

经络认证：胰脏具有复合功能，"主脏腑十一经"，为人体脏腑提供生化酶，为消化系统分解代谢提供胰液；胰与肝互为阴阳，胰腺胰岛素综合平衡肝脏合成的葡萄糖，为"中正之官"。胰脏及胰腺接受命门内分泌调节。根据上述生理，足少阳胰经失衡，将会使脏腑十一经络生化能力减弱。其中，关联最为紧密的是足厥阴肝经，肝依赖生化酶与胰岛素来进行合成代谢及血液元素综合平衡调节，足少阳胰经与足厥阴肝经阴阳失和，再加之命门火衰，肾功虚弱，脾湿滞运，一阳三阴病，最为代表性的疾病是糖尿病。

下面以糖尿病为例，进一步阐述。

糖尿病从表象观察，好像是肝经与胰经阴阳失和，由于胰岛素分泌失调，肝脏代谢的血糖不能被胰岛素有效综合，而是经肾脏代谢为尿液排出体外，人体逐渐消瘦；或者是血糖随心肺血液循环被氧化，进入人体三焦微循环，血液中被氧化的血糖，不断腐蚀血管及细胞，伤及神经。其实不然，这个疾病表象是不准确的，糖尿病的病理并非如此简单，下面将深入观察一下糖尿病病理。

关于糖尿病的病理分析

糖尿病的基础病是中间代谢综合征。糖尿病患者在三高人群居多。病因复杂，多为郁闷或紧张情绪造成的内分泌失调，引发肝瘀气滞，加之不良生活习惯造成脑干神经疲惫。内分泌失调，命门火衰，双因杂至。这样就形成了足厥阴肝经与足少阳胰经，足太阳命门经与足少阴肾经，两组阴阳经络失衡。由于肝肾功能偏弱，在脏腑营血周循环的过程中，心肺循环的能力被逐渐削弱，心包三焦微循环受阻，造成了脾湿滞运，脾湿滞运又进一步加重了肝瘀气滞。这样，不断地降低脏腑营血周循环质量，形成了气血阴阳反制。这个病理产生之后，血液中被氧化的血糖不断浸蚀血管神经，使血管硬化老化，血管壁斑块堆积，形成高脂血。由于血管硬化老化，血管收缩舒张蠕动能力减弱，因此，高血压接踵而至。一阳三阴病，由神经内分泌失调，命门火衰的阳经病，导致了脾肝肾三阴经病。在这个病理条件下，肝与胰阴阳反制，阴阳反制的结果，逐渐失缺了对血糖生化还原的能力，这样就产生了糖尿病。由此可见，人体的疾病不是单纯的、突然间发生的，而是阴阳失和，由浅入深，逐渐演化的，它是肉眼观察不到的，病症被发现，意味着病已经作成。由量变到质变，量到极数，质变瞬间。所谓"病来如山倒，祛病如抽丝"。对于糖尿病的治疗，需要从头捋顺，就等于把整个人体脏腑营血周循环，重新调理恢复到阴阳平衡水平。所以病程长、恢复期长。治疗糖尿病，要有足够的耐心，切不可盲目相信所谓的偏方治大病，这种无知，是治不好糖尿病的。

糖尿病

证为中间代谢综合征。

治疗方法：①调节命门与肾，胰与肝阴阳平衡。②除湿化瘀，恢复脾脏运行功能。③活血化瘀，增强血管活力，疏通三焦气血微循环。

药味选择：①调节命门与肾，胰与肝阴阳平衡的药味，可用山茱萸、淫羊藿、肉桂、玄参、补骨脂、菟丝子、黑蚂蚁、白芍、牛膝、木瓜、甘草。②除湿化瘀，恢复脾脏功能的药味，可用苍术、香附、鸡内金、淡豆豉、茯苓。③疏通三焦气血微循环的药味，可用土茯苓、萆薢、三棱、莪术、钩藤、刺蒺藜、桂枝、荆芥、川芎、赤芍、地龙。

循经用药的主体思路

糖尿病由一阳三阴病逐渐演化生成，一般多发生于气血两虚，体质虚弱者。羸弱、尿糖，着重在命门与肾二经调治；虚胖、尿酸高、血管神经损伤，着重在三焦气血微循环，脾脏调治。基础用药思路：①调节命门与肾，胰与肝阴阳失衡。施以山茱萸、淫羊藿、肉桂、玄参、补骨脂、菟丝子、黑蚂蚁，用以治疗命门火衰，肾功虚弱；本着阳病治阴方法，以白芍、牛膝、木瓜，在扶肝养阴的同时，调节胰脏失调；甘草一味，既可调节自主神经，又可用于综合药性。②强力恢复脾脏功能，化解脾湿滞运。苍术、香附两味，是治疗脾湿滞运的要药；鸡内金能够显著增强脾脏的酶化能力，调节胰脏功能；淡豆豉一味，能有效祛除脾湿瘀热，若是湿热重，可加用生石膏；茯苓用于渗湿，通过促进脾经健运，能够有效祛除肝瘀气滞。③清除血管瘀积，重在疏通三焦气血微循环。选用土茯苓、萆薢、三棱、莪术、钩藤、刺蒺藜，能够有效清理血液毒素及肝瘀毒素；桂枝、荆芥二味，能够扩张毛细血管，增强血管活力，通过微循环交换，逼毒外出；川芎、赤芍、地龙，用于活血化瘀，配合诸药，保障三焦气血微循环畅通。

糖尿病的病程长，恢复期长，需要针对一阳三阴病予以全面调治。但是治疗这个病，药物治疗仅是起到辅助作用，若想从根本上解决，需要三位一体疗法。即，在用药的同时，注意保持情绪稳定心态平和，注意养成健康饮食和良好的作息习惯。同时，还要适当坚持体育锻炼，增强体质。"正气存内，邪不可干"，正气足，百病消。

三、足少阴肾经认证与循经用药

经络认证：肾为先天之本，这是因为它与脑干中枢的下丘脑-垂体-肾上腺轴紧命门经络密相联，构成相互依存的阴阳关系。人体肾脏具有净化血液的功能，它净化出来的血液与内分泌激素和血液新细胞合为一体，提供给心肺血液循环，通过气体交换，形成新鲜血液，通过三焦微循环来完成与细胞新陈代谢交换，完成脏腑营血周循环的终极运动。同时，在肾上腺髓质激素作用下，肾脏具有"主骨髓造血"功能，具有电解质输布功能。根据肾脏生理，若足太阳命门与足少阴肾阴阳失和，一阳一阴病，这是人体诸多疾病发生的主要根源，譬如贫血、心肺病、功能性心脏病、心肌缺血、哮喘、干咳、浮肿、白带过多、阳痿等。肾与命门失衡，一阳一阴病，范围较广，临床症状比较好辨认。下面举几个常见疾病例子，予以循经用药演示。

（一）功能性心脏病

证为命门神经内分泌失调。

治疗方法：①调节命门内分泌失调，增强肾功能。②调节心素失常，开通心包经络。③疏通三焦气血微循环。

药味选择：①调节命门神经内分泌失调，增强肾功能的药味，可用浮小麦、大枣、酸枣仁、甘草、枸杞子、菟丝子、补骨脂等。②用于调节心素失常，开通心包经络的药味，可用灯心草、淡豆豉、远志、石菖蒲、三七、丹参。③疏通三焦气血微循环的药味，可用赤芍、川芎、地龙、三棱、莪术、桃仁、红花、桂枝、荆芥穗。

循经用药的主体思路

功能性心脏病临床症状表现为心律失常、心慌、失眠、烦躁、情绪异常。病理产生于情绪郁闷，气阻心包经，导致心素调节失衡，同时因紧张郁闷情绪，导致命门神经内分泌失调，肾功能营运失偏，心肺营运功能紊乱。主证为内分泌失调。治疗方法：①用浮小麦大枣甘草汤，稳定脏腑自主神经；选用枸杞子、菟丝子、补骨脂，调节增强肾功能，促进心肺血液循环。②调节心率失常，开通心包经络。灯心草能祛除心包虚火，淡豆豉可祛除内脏郁热，远志、石菖蒲开通心包神经经络，丹参、三七，用于畅通心血。③赤芍、川芎、地龙、三棱、莪术、桃仁、红花，用于活血化瘀，疏通三焦气血微循环，再加桂枝、荆芥二味，用于调节疏通血管细胞代谢，增强三焦气血微循环。

（二）干咳、支气管炎

证为命门神经内分泌失调。

治疗方法：①恢复命门与肾阴阳平衡。②消除支气管炎症。③滋补脾肝肾，疏通脏腑营血周循环。

药味选择：①恢复命门与肾阴阳平衡的药味，可用蛤蚧、黑蚂蚁、补骨脂、菟丝子、淫羊藿、地龙。②消除肺支气管炎的药味，可用升麻、桔梗、麦门冬、连翘、荆芥穗、桂枝、黄芪、党参。③滋补脾肝肾，疏通脏腑营血周循环的药味，可用川芎、三棱、莪术、苍术、香附、鸡内金、茯苓、白芍、牛膝、刺蒺藜、木瓜、甘草、桃仁、红花。

循经用药的主体思路

干咳、支气管炎是一个慢性病，病因复杂，病程较长，治疗比较棘手，属于疑难杂症，一阴一阳病。郁闷紧张焦虑情绪导致命门失调，肝瘀气滞，加之房事不节等病因，逐渐演化成命门火衰，肾阴虚。这个症，称之阴霾遮日。肝经瘀滞，阻滞了肾经营运，肾阴虚，导致心火盛，心火灼肺。这样就形成了命门火衰，肾阴虚的一阴一阳证。心火灼肺，干咳，时间长久导致支气管扩张炎症。干咳者，体质偏瘦，阴虚，女性患者较多。

治疗方法：①首先平衡肾与命门阴阳失调，用蛤蚧、黑蚂蚁、补骨脂、菟丝子、淫羊藿，温调命门，使阳气得升。肾阴虚，不可用大热药物调理，欲速则不达，只能温调。再选用地龙，疏通下焦微循环。②消气管炎症，用升麻、桔梗、麦门冬、连翘、桂枝、荆芥穗、黄芪。其中，升麻、桔梗两味引诸药入肺经，且能祛痰化浊；连翘、麦门冬祛心火补肺阴；桂枝、荆芥逼毒外出；黄芪补气，除旧布新。③干咳、支气管炎，久病必瘀。用川芎、三棱、莪术，清除心包三焦经络瘀阻；苍术，香附两味，使脾湿肝郁得解；鸡内金能增强胃肠酶化功能；茯苓、白芍、牛膝、刺蒺藜、木瓜、甘草，补肝肾、除肝瘀，增强肝肾营血周循环；桃仁、红花两味，疏通三焦气血微循环。红花用量尤需精当，少用活血，多用滞血。

（三）阳痿

证为命门神经内分泌失调。

治疗方法：①滋补命门。②强肝补肾。③疏通三焦气血微循环。

药味选择：①滋补命门的药味，用葛根、肉苁蓉、淫羊藿、蛇床子、黑蚂蚁。②强肝补肾的药味，用白芍、木瓜、牛膝、茯苓、甘草、菟丝子、补骨脂、杜仲、续断。③疏通三焦气血微循环的药味，用黄芪、西洋参、当归尾、川芎、地龙、赤芍、桂枝、荆芥。

循经用药的主体思路

男性的性健康有三个基本特征，一是身热，二是坚挺，三是持久。传统医学认为，身热源于心经；坚挺源于肝经；持久源于肾命门。阳痿症大致可分为两种，一种为一阳一阴病，另一种为一阳二阴病。一阳一阴病：怯懦、惧怕、紧张情绪导致命门火衰，肝瘀气滞。内分泌失调，肝功能失弱，失缺了肝主筋的坚挺能力。一阳二阴病：这个证，属于不良生活习惯病。性欲无节制，长此以往导致了脑干中枢神经疲惫不堪，性激素合成元素不足，命门内分泌紊乱，这是阳病。脑干中枢神经疲惫将产生一系列症状，例如嗜睡，腰酸背痛，颈椎痛，足根痛，健忘，耳聋，耳鸣，精神恍惚，性冷漠，阳痿等。二阴病，命门阳气不足导致了肾功能虚弱，阴阳失和，肾气不足导致了心肺血液循环功能失弱，心素失调，心包三焦气血微循环瘀阻，又导致了肝阴虚，这样就形成了命门阳气不足，心经失调，肝肾功能虚弱的一阳二阴病。这样，心血不得运，失缺了血热；肾命门阳气不足，失缺了持久；肝经营血不利，失缺了坚挺；临床表现为阳痿症。

治疗方法：①滋补命门火衰。葛根入命门经，性平和，能有效疏通命门太阳经的精气，改善脑血循环。用肉苁蓉、淫羊藿、蛇床子、黑蚂蚁能够振奋脑干中枢神经，解除神经疲惫。②滋补肝肾。牛膝、白芍、木瓜、茯苓、甘草五味药组合，能有效增强肝血营运能力，充分发挥肝主筋的效能；用菟丝子、补骨脂、杜仲、续断四味药组合，能够有效平衡肾上腺功能，使肾功能虚弱得到缓解。③疏通三焦气血微循环。用黄芪、西洋参、当归尾，功在补充三焦气血微循环；用川芎、地龙、赤芍三味药，开通心包经络，辅佐心素调节；用桂枝、荆芥二味药，能够有效促进气血疏通能力。心包经络通畅，气血旺盛，能有效提升身热的性欲望。

阳痿两个证，病根都在命门神经内分泌失调。市售的性药，虽然抓住了命门虚弱这个根，但急功谋利，通过兴奋脑干中枢神经，活血通络以收成效，用久性命堪忧，切不可胡乱来。中药治疗阳痿，旨在平衡调理脏腑营血周循环，以恢复健康为主，但是从根本上需要节制性欲，断绝不良生活习惯，否则百药难医。还需特别强调，"三高"体征患者，更要节制性欲，任性妄为，必加重心脑血管病情，悔之晚矣。年迈之身，神经疲惫，元气灯油仅剩下瓶底，这命门的灯油若能微光俭用，延寿时日，可足登寿域，若所谓第二春来临，房事称雄，大光耗油，元气枯竭，折损天年矣。这样的事例，屡见不鲜。

四、足太阳命门经认证与循经用药

经络认证：现代医学发现，古医学的命门所指的是脑干中枢：下丘脑-垂体-肾上腺轴。《黄帝八十一难经》对人体神经内分泌系统给出的医学定义："命门者，诸神精之所舍，原气之所系也。"传统医学认为，"足太阳（膀胱经）主一身表气"，这就不准确了。这个应当是脑干中枢神经包括自主神经及其内分泌的协同机制，它是由脑干中枢驱动正负交感神经机能转换，神经内分泌予以生化平衡调节所构成的生理机能。当清晨曙光出现，在脑干觉醒生化驱动下，正交感神经当值，肾上腺激素调节脏腑营血周循环周身运行，血液灌充于人体体表，"足太阳主一身表气"。这样看来，足太阳经络应当是命门而不是膀胱，人体的膀胱仅是肾脏的附属器官，肾与膀胱依赖于命门阳气生化，实现气血阴阳和合，这样才形成了肾膀胱的生化运动功能。现在，我们可以尝试着将足太阳命门经络用于临床实践，我们可以从中发现，有许多医学难点问题能够迎刃而解。

足太阳命门神经内分泌系统对脏腑功能的调节，决定着脏腑营血周循环是否平稳有序运营，即现代医学内环境动态平衡的原理。近现代中医提出的卫气营血辨证及"火神派"的兴起，指向集中于人体神经对脏腑平衡运行的调节关系。诊治百病都离不开神经与脏腑的气血阴阳平衡，任何病症，首先是由不良情绪导致神经内分泌失调，引起脏腑功能紊乱，使脏腑营血周循环失偏。因此，抓住命门与脏腑平衡的关键环节，抓住人体气与血的关键点，就等于牵住了疾病的牛鼻子。从阴阳关系论，足太阳命门与足少阴肾相表里，互为依存，相互制衡。命门火衰必然导致肾功能偏弱，肾阴虚；命门内分泌失调必然导致邪气盛，肾经紊乱，肾阳虚。肾阴虚临床表现为心火盛，低烧不退，虚汗，体质羸弱，这是由肾脏营血供应不足所导致；肾阳虚临床表现为畏寒怕冷，手足发凉，腰酸背痛，腰膝无力，是由肾功能紊乱运行失偏所导致。无论是肾阴虚还是肾阳虚，都是发病初始，一阳一阴病，我们可以把它称为"未病"。如果一阳一阴病不治，持续转化为一阳三阴病，就成了中间代谢综合征，如果一阳三阴病不治，就可能会骤然爆发心脑血管急症，或者高血压，糖尿病，高脂血，痛风，胆肾结石，风湿类风湿等慢性病。我们把这类疾病称为"已病"。

下面，针对"未病"的肾阴虚、肾阳虚，以及中间代谢综合征"已病"的高血压、高脂血、痛风、胆结石、糖尿病、风湿、类风湿等疾病，展开循经用药演示。

对肾阴虚，肾阳虚"未病"先治的循经用药演示：

（一）肾阴虚

证为命门内分泌失调。

治疗方法：①调节命门内分泌失调。②滋补肝肾。③凉血，活血，化瘀，疏通三焦气血微循环。

药味选择：①调节内分泌失调的药味，用浮小麦、酸枣仁、夜交藤、石菖蒲、远志、甘草。②滋补肝肾的药味，用菟丝子、补骨脂、淫羊藿、黑蚂蚁、茯苓、牛膝、白芍。③凉血，活血，化瘀，疏通三焦气血微循环的药味，用麦门冬、党参、苍术、香附、土茯苓、刺蒺藜、钩藤、川芎、三棱、莪术、地龙、桂枝、荆芥、桃仁、红花。引经药，羌活。

循经用药的主体思路

肾阴虚的指证是命门神经内分泌失调，由消沉悲伤郁闷等情绪导致肾功虚弱，肝肾营血不足。阴虚生内热。①调节命门内分泌失调。用夜交藤、浮小麦、酸枣仁、甘草能平复脏腑躁动，安稳脏腑自主神经；用远志，石菖蒲通神窍，安神定志。②滋补肝肾。用菟丝子、补骨脂、淫羊藿、黑蚂蚁四味药，能有效调节肾与命门失调；茯苓，牛膝，白芍用于滋补肝肾。③凉血，活血，化瘀，疏通三焦气血微循环。用麦门冬、党参、苍术、香附四味药，用于补阴虚，调中焦，清郁热；土茯苓、刺蒺藜、钩藤三味药，活血化瘀功效卓著；用川芎、三棱、莪术、地龙四味组合，能够疏通心包三焦瘀阻，除旧布新；用桂枝、荆芥、桃仁、红花有助开通上中下三焦气血微循环。精当采用羌活一味，能够引药入经。

（二）肾阳虚

证为命门元气虚弱。

治疗方法：①调治命门火衰。②增强脾肝胰肾中间代谢协同能力。③活血化瘀，疏通三焦气血微循环。

药味选择：①调治命门火衰的药味，用肉桂、蛇床子、羌活、枸杞子、菟丝子、补骨脂、淫羊藿。②调理脾肝胰肾中间代谢协同功能的药味，用苍术、香附、白芍、茯苓、木瓜、郁金、牛膝、甘草。③活血化瘀，疏通三焦气血微循环的药味，用川芎、丹参、三七、赤芍、地龙、桂枝、荆芥穗。

循经用药主体思路

肾阳虚的指证是命门元气虚弱，由性欲无节制，昼夜颠倒作息无规律，或紧张劳累过度等不良生活习惯病，造成脑干中枢神经疲惫，导致肾阳虚，肾与命门阴阳失和。当命门虚弱，卫气行于太阳经风府穴之时，由于汗腺开阖失灵，寒邪乘虚钻入风府，阻滞命门气血经络，颈椎痛，头痛，鼻塞，迟钝，思维不清晰。命门内分泌运行阻滞，太阳主一身表气失运，肺上焦代谢失灵，颈椎强直作痛，头晕，头痛，发热，风寒感冒。

治疗肾阳虚的循经用药方法：①调治命门火衰。肉桂是足太阳命门引经药，率温热之性直入太阳经；蛇床子温热，治命门火衰显灵。羌活一味专除命门经寒邪瘀阻。枸杞子、菟丝子、补骨脂、淫羊藿"肾四味"，阳病治阴，平衡肾与命门阴阳失和。②增强脾、肝、胰、肾中间代谢协同功能。苍术、香附二味，祛脾湿，化邪气瘀阻；白芍、茯苓、木瓜、滋补肝阴；郁金能有效开通阳经瘀滞，调理肝胰平衡；牛膝一味引血下行，增强肝肾营血功能；甘草一味，用于调和诸药。③活血化瘀，疏通三焦气血微循环。川芎、丹参、三七，功在开通心包三焦，疏通心肺血液循环；赤芍、地龙，既能活血，又可化解血瘀；桂枝、荆芥穗两味，在调理三焦气血微循环过程中，能有效地温通血管，开阖汗腺，逼毒外出。

下面针对常见的高血压、高脂血、痛风、胆结石、风湿、类风湿等"已病"类，进行循经用药演示。关于高血糖病的循经用药，已在前章足少阳胰经论述中加以演示，不再重复。

（三）高血压

证为中间代谢综合征。

治疗方法：①调理命门与肾阴阳平衡。②平衡疏通脾肝肾协同运营。③活血化瘀，疏通心包三焦气血微循环。

药味选择：①调理命门与肾阴阳平衡的药味，用枸杞子、菟丝子、补骨脂、淫羊藿、牛膝、羌活、防风。②平衡疏通脾肝肾协同运营的药味，用苍术、香附、茯苓、白芍、木瓜、土茯苓、刺蒺藜、钩藤。③活血化瘀，疏通心包三焦气血微循环的药味，用川芎、红花、地龙、丹参、三七、三棱、莪术、土鳖虫、桂枝、荆芥穗。

循经用药主体思路

高血压是人体血液循环自我调节机能的信号，本身不是病，它反映脏腑营血周循环过程中的病理。高血压是如何形成的呢？一是惧怕、紧张、恼怒等情绪引起肾上腺激素失度，心素紊乱，血管收缩引起血压波动，这个生理反应称为波动型高血压，不是真的高血压，当情绪稳定可恢复常规。二是一阳一阴病逐渐转化为一阳三阴病，形成中间代谢综合征，这是真实的高血压。一阳一阴病，由命门神经内分泌失调使肾经失运。肾经失运影响到脾经固摄，二阴病。脾湿滞运影响到肝功失运，肝瘀气滞影响到肾经失能，三阴病。三阴病，脏腑营血周循环失利，细胞代谢不利，功能减弱，命门火衰，气血阴阳反制，这就形成了一阳三阴的中间代谢综合征所引发的真实高血压。这个病理，将出现三焦气血微循环瘀阻，血管硬化老化，血液黏稠，血管壁斑块，脂肪肝所引起的高血脂、高血糖、高血压等一系列症状反应，而高血压指标仅一个信号。高血压反映脏腑营卫气血失和的病理，是身体机能自行调节的反应，如果把高血压当成病，不去从治疗营卫气血失和的病根入手，单纯用降压药调理，这是自欺欺人，是一种医学幼稚行为。

血压居高不下，常处于高压值状态，这个中间代谢综合征是病程演化逐渐形成的，需要回天再造慢慢调理。①调理命门与肾阴阳平衡。"肾为先天之本"，用枸杞子、菟丝子、补骨脂、淫羊藿温补调理；用牛膝增强肾脏代谢功能；用羌活、防风驱除血脉中寒湿瘀阻。②平衡脾肝肾协同运营功能。用苍术、香附、茯苓、扶脾化湿；用白芍、木瓜、滋阴补肝；用土茯苓、刺蒺藜、钩藤，破除肝瘀气滞。③活血化瘀，疏通心包三焦气血微循环。川芎、红花、丹参、三七，可温通心包三焦；用地龙、土鳖虫等有情之品，以及三棱、莪术等，可有效活血化瘀；用桂枝、荆芥穗二味，可迅速疏通三焦气血微循环代谢活力。

（四）高脂血

证为中间代谢综合征。

治疗方法：①调理命门与肾阴阳平衡。②祛除肝瘀气滞。③调节脾肝肾胰协同一致。④疏通心包三焦气血微循环。

药味选择：①调理命门与肾阴阳平衡的药味，用蜈蚣、全蝎、黑蚂蚁、浮小麦、酸枣仁、甘草、枸杞子、菟丝子、补骨脂、淫羊藿。②祛除肝瘀气滞的药味，用刺蒺藜、钩藤、蒲公英、金钱草、土茯苓、草薢、土鳖虫、地龙。③调节脾肝肾胰协同一致的药味，用苍术、香附、茯苓、白芍、木瓜、牛膝。④疏通心包三焦气血微循环的药味，用羌活、川芎、三棱、莪术、丹参、三七、桃仁、红花。

循经用药主体思路

医学观察，高脂血为不良情绪与不良生活习惯双因杂致。郁闷紧张情绪导致内分泌失调，一阳病。房事不节，奢食酒肉，作息无规律，脑干中枢神经疲惫，气阻肝经，肝瘀气滞，一阳一阴病。肝肾能力失缺，一阳二阴病。脏腑营血周循环源头失运，心包三焦微循环瘀阻，脾湿滞运，一阳三阴病。时间长久，肝脾肾营运失能，血液中积存斑块黏于血管壁，粘连于肝脏，形成血液黏稠，脂肪肝，血尿酸超标的高脂血症。

循经用药方法：①调理命门与肾阴阳平衡。用蜈蚣、全蝎两味药，古医痉挛散，能振奋脑干中枢神经；黑蚂蚁是一味温热开通命门经络主药；用浮小麦、酸枣仁、甘草能有效调节自主神经；用枸杞子、菟丝子、补骨脂、淫羊藿"肾四味"，能有效调节肾与命门阴阳平衡。②祛除肝瘀气滞。刺蒺藜、钩藤、蒲公英、金钱草等四味，破解肝瘀气滞灵验；土茯苓、草薢、土鳖虫、地龙四味，能有效清理血液多余脂类，有效降低血尿酸指标。③调节脾肝肾胰协同一致。用苍术、香附二味药，能有效解除脾湿滞运与肝脾瘀滞；茯苓、白芍、木瓜、牛膝四味，滋养肝肾，提升脾肝肾协同运营能力。④疏通心包三焦气血微循环。羌活是足太阳命门引经药，在脏腑营血周循环之中引药入经；用川芎、三棱、莪术、桂枝、荆芥、桃仁、红花等药味，通过破除心包三焦瘀阻，有效疏通人体三焦气血微循环，有效增强细胞新陈代谢。

（五）痛风

证为中间代谢综合征。

治疗方法：①调治命门火衰。②滋补脾肝肾。③排毒祛瘀。④通畅三焦气血微循环。

药味选择：①调治命门火衰的药味，用羌活、防风、狗脊、黑蚂蚁、蛇床子、全蝎、蜈蚣。②滋补脾肝肾的药味，用苍术、香附、茯苓、白芍、牛膝、木瓜、甘草、枸杞子、菟丝子、补骨脂。③排毒祛瘀的药味，用萆薢、土茯苓、土鳖虫、地龙、金钱草、赤芍。④通畅三焦气血微循环的药味，用川芎、黄芪、三棱、莪术、桂枝、荆芥穗、桃仁、红花。

循经用药主体思路

痛风属于中间代谢综合症种类。因紧张，抑郁等不良情绪及奢食酒肉等不良生活习惯，形成命门火衰，肾阳虚，肝瘀气滞，脾湿滞运，这样一个一阳三阴病。痛风患者通常伴有"三高"及免疫力低下的基础病因。在这个状态下，痛风发生的诱因，往往因紧张劳累过度，或奢食酒肉大餐，突然间骤发痛风急症。痛风以风喻，形象说明这个病来无影，去无踪。实质上，痛风的内在病因早已形成，从量变到质变逐渐积累到了暴发点，只是缺少一个诱因，例如感觉非常劳累或者一顿啤酒海鲜，这样就突然发生了痛风急症。痛风之痛，古医形容如虎噬，是一种让人难以忍受的撕心裂肺的剧痛。

痛风病是如何产生的呢？内分泌失调，脑干中枢疲惫，命门火衰，是其病根，因此导致的肾阳虚，肝瘀气滞，形成了一阳二阴病。阳气生化不足，肝脏合成代谢低下，肾脏净化血液能力下降，影响到心、肺、心包、三焦血液循环，脾湿滞运，形成了一阳三阴病。脾、肝、肾代谢不利，一场啤酒海鲜大餐，血液中杂质如嘌呤物积存过多，血尿酸超标，随血液循环沉淀到脚趾软组织缝隙处，像锐刺嵌入，造成软骨组织发炎，瞬间肿痛难忍。

治疗痛风症的循经用药方法：①调治命门火衰。羌活，是足太阳命门的引经药，引诸药入经疗效非凡。防风随羌活入命门经脉，清除瘀滞。用狗脊、黑蚂蚁、蛇床子，能大补命门火虚。全蝎、蜈蚣，能有效调节和修复自主神经与内分泌。②滋补脾肝肾。用苍术、香附，能祛脾湿、恢复肝脾协同；用茯苓、白芍、牛膝、木瓜、甘草，能显著增强肝脏运化能力；用枸杞子、菟丝子、补骨脂，能修正肾阳虚。③排毒祛瘀。用萆薢、土茯苓二味，祛瘀排毒效果显著，是治疗痛风症排除血液毒素的要药。再加土鳖虫、地龙、金钱草、赤芍四味，活血化瘀之力显著增强。④通畅三焦气血微循环。用川芎开通心包三焦；黄芪一味，既能补气，又能生新；用三棱、莪术两味良药，能清除和化解血中瘀物而不留痕迹；用桂枝、荆芥穗，能促进毛细血管微循环新陈代谢；用桃仁、红花二味，能辅助诸药活血化瘀。

上述诸药，打成粉末，一方面口服，一方面外敷。外敷药还需添加姜黄、肉桂、吴茱萸，用其热性开通汗毛孔微循环，使诸多药味快速进入脏腑营血周循环，达到内病外治疗效。从临床观察看，内服外敷双管齐下治疗痛风症，一昼夜可消肿，两至三天可行走如常。

（六）胆结石

证为中间代谢综合征。

治疗方法：①调节命门内分泌失调。②化解肝瘀气滞。③清热消石止痛。④捋顺脾肝肾协同营运。

药味选择：①调节命门内分泌失调的药味，用全蝎、蜈蚣、远志、石菖蒲、茯神、浮小麦、酸枣仁、甘草。②化解肝瘀气滞的药味，用青皮、郁金、钩藤、刺蒺藜、土茯苓、蒲公英。③清热消石止痛的药味，用金钱草、赤芍、鸡内金、海金沙、浮海石、三棱、莪术、乳香、没药。④捋顺脾肝肾协同营运的药味，用茯苓、白芍、牛膝、木瓜、地龙、桂枝、荆芥穗、桃仁、红花。

循经用药主体思路

胆结石的病理是命门内分泌失调，肝瘀气滞。胆结石症状仅是发病表象，胆结石患者一般性情急躁，或紧张、焦虑、郁闷情绪干扰，导致肾上腺分泌失常，气阻肝经，肝瘀气滞。胆结石初期反应为胃痛，原因为肝经郁热，胆汁返流，热蒸胃与十二指肠，感觉胃胀胃痛不舒。郁热长久，胆汁热结成石，结块于胆囊或胆管之内。

循经用药方法：①调节命门内分泌失调。用全蝎、蜈蚣痉挛散，平稳中枢神经；远志、石菖蒲二味，开智通窍；茯神、浮小麦、酸枣仁、甘草，调理自主神经失调。②化解肝瘀气滞。用青皮、郁金，平衡肝胰阴阳二经失和，除气郁；用钩藤、刺蒺藜、土茯苓、蒲公英，清肝瘀，化瘀浊。③清热消石止痛。用金钱草、赤芍，凉血消炎；用鸡内金一味能促进胰液分泌；海金沙、浮海石二味，是消解胆肾结石的要药；三棱、莪术、乳香、没药，活血化瘀，除旧布新，是消炎止痛的良药。④捋顺脾肝肾协同营运。用茯苓、白芍、牛膝、木瓜、地龙，疏通脾胃，滋补肝肾，平衡脾肝肾协同运营；用桂枝、荆芥穗二味，疏通三焦气血微循环；用桃仁、红花，活血化瘀，增强脏腑营血周循环。

（七）风湿、类风湿

证为中间代谢综合征。

治疗方法：①调理命门火衰，肾阳虚。②平衡脾肝肾，舒筋活络。③搜风通络祛毒。④活血化瘀，疏通三焦气血微循环。

药味选择：①调理命门火衰，肾阳虚的药味，用羌活、狗脊、黑蚂蚁、蛇床子、全蝎、蜈蚣、浮小麦、酸枣仁、甘草、菟丝子、补骨脂、枸杞子、淫羊藿。②平衡脾肝肾，舒筋活络的药味，用苍术、香附、茯苓、狗脊、白芍、牛膝、木瓜、甘草。③搜风通络祛毒的药味，用钩藤，刺蒺藜、金钱草、透骨草、防风、地龙、蜂巢、土鳖虫、蛇蜕。④活血化瘀，疏通三焦气血微循环的药味，用川芎、赤芍、三棱、莪术、草薢、土茯苓、桂枝、荆芥穗、桃仁、红花。

循经用药主体思路

风湿、类风湿，古医称之为风寒湿痹症。风湿类风湿属于内分泌失调，阳气生化不足导致命门火衰，肾阳虚，脾湿滞运，肝阴虚的一阳三阴病。抑郁紧张等情绪导致内分泌失调，阳气生化不足，阴阳失衡，肾阳虚，一阳一阴病。肾阳虚，心肺心包三焦营运失利，导致脾湿滞运，一阳二阴病。脾湿滞运，导致肝功虚弱，肝阴虚，一阳三阴病。一阳三阴病，正当人体免疫力低下之时，营卫失和，风寒乘虚侵入人体，风寒之邪瘀于体表，寒生湿热，湿热日久，滋生风湿因子；风湿因子随血液循环侵蚀心脏，可生成风湿性心脏病，随毛细血管渗入到肢体关节软组织，则在关节软组织窝居，称为着痹。随着骨关节软组织被风湿因子不断侵蚀，遂发生风湿症，日久不治，神经蚀伤，腰椎、手足关节因神经受损僵化变形，遂成类风湿病。风湿、类风湿症病情复杂，病程较长，若骨关节僵化变形，就失去了治愈的可能，若骨节没有变形，病情较轻微，通过治疗可以痊愈。

风湿、类风湿循经用药治疗方法：①调理命门火衰，肾阳虚。用羌活、狗脊、黑蚂蚁、蛇床子，以温热之性，横扫命门阴霾；用全蝎、蜈蚣，能振奋中枢神经；浮小麦、酸枣仁、甘草，能安稳自主神经，有助于内分泌调节；用菟丝子、补骨脂、枸杞子、淫羊藿，"肾四味"，通过滋补肾阳，阳病治阴，有助于肾与命门阴阳平衡。②平衡脾肝肾，舒筋活络。苍术、香附、茯苓三味，补脾渗湿；狗脊一味，是治疗风湿主药，去风湿，利关节，补肝肾，强筋骨，疗效显著；重用白芍、牛膝、木瓜、甘草四味，滋补肝肾阴血，肝肾气血旺盛，旨在疏通筋脉气血瘀滞。③搜风通络祛毒。用透骨草、防风，能搜筋骨风邪；用钩藤、刺蒺藜、金钱草，祛肝瘀，消炎症；用地龙、蜂巢、土鳖虫，蛇蜕等四味有情之品，能捕湿邪病毒，且能提升人体免疫力。④活血化瘀，疏通三焦气血微循环。用三棱、莪术、草薢、土茯苓等四味，活血化瘀主药，能极大提升活血化瘀疗效；用川芎、赤芍、桂枝、荆芥穗、桃仁、红花，疏通三焦气血微循环。以上是内服药。

这个循经用药方法，可通治风湿、类风湿、痛风、高血压等中间代谢综合征种类疾病。治疗风湿、类风湿、痛风，可内病外治，内服外敷，相互结合。配制外敷药，需要增加温开皮肤腠理药引，其中，姜黄、肉桂、吴茱萸三味，最为有效。这三味药引，和诸药一起打成粉面，用纯蜂蜜搅拌成黏稠状，敷患处。药引以温热之性开通皮肤汗腺，使内服药的药气药力进入毛细血管，进入血液循环直达病所。外敷药的疗效相当快捷。笔者通过多次临床验证，风湿、类风湿、痛风、肿痛急性发作期，内服外敷，一般两天消肿，可下地走动。笔者配制的外敷药方剂记录如下：姜黄15克，吴茱萸10克，肉桂10克，桂枝10克，荆芥穗10克，防风15克，透骨草15克，蜂房15克，土茯苓30克，草薢15克，赤芍10克，土鳖虫15克，羌活10克，川芎10克，地龙10克，红花5克。以上16味药，打细粉，用纯蜂蜜调制成糊状，用保鲜膜和纱布敷于患处。

外敷药的循经用药主体思路：姜黄、吴茱萸、肉桂、桂枝、荆芥穗，这一组药味是外敷药的引子，用它们温通血脉，打开皮肤汗腺，使内病外治的药性药气能够进入气血微循环，进入脏腑十二经络。防风、透骨草，能够搜寻皮肤筋骨风寒之邪。蜂房一味能有效祛除风湿因子。土茯苓、萆薢、赤芍、土鳖虫、化瘀排毒，能有效清除血液微循环瘀阻。羌活，为命门经的引经药，它能有效激发阳气，使瘀阻得通，疼痛减轻。川芎、地龙、红花、疏通三焦气血微循环。这个外敷方剂安全可靠，痛风，风湿，类风湿患者不妨一试。

（八）脑血栓后遗症

证为中间代谢综合征

治疗方法：①滋补命门。②滋补肝脾肾。③疏通三焦气血微循环。

药味选择：①滋补命门的药味，用补骨脂、菟丝子、枸杞子、淫羊藿。②滋补肝脾肾的药味，用苍术、香附、黄芪、党参、茯苓、浮小麦、甘草、酸枣仁、白芍、牛膝、木瓜。③疏通三焦气血微循环的药味，用丹参、川芎、地龙、三棱、莪术、桃仁、红花。

循经用药主体思路

脑血栓后遗症临床表现为气力不足，腰膝软弱，流涎水，四肢拘挛等。发病之初，救治及时，四肢行动自如；若救治迟缓，脑细胞部分坏死，肢体偏瘫，不可恢复。脑血栓急症，一般都是由西医外科手术救治，虽然脑血管疏通了，但病的根源没有解除，仍然会出现一系列的后遗症反应。真正要根除疾病，还需要从疾病的根源上医治。脑血栓疾病的发生，从一般病理观察，首先是命门元气不足，肾与命门阴阳失调，这是一个基础性病理。随之，肝阴不足，肝瘀气滞，三焦微循环瘀阻，脾湿滞运等一系列改变，脏腑营血周循环运行失常，出现高血压高脂血以及脂肪肝等信号反应，延续不治，则发生脑血栓，脑出血等急症。

治疗脑血栓后遗症：①滋补命门。用补骨脂、菟丝子、枸杞子、淫羊藿。用"肾四味"调节肾与命门阴阳平衡。脑血栓形成虚弱体质，须温和调理，不可强补。②滋补肝脾肾，调理中间代谢系统，实质是一次流程再造。用苍术、香附、黄芪、党参、茯苓，运化脾肝相互有机协同。用苍术、香附燥脾祛湿，化解肝瘀气滞，用黄芪、党参补中益气，用茯苓渗湿，滋补脾胃。浮小麦、甘草、酸枣仁，用于调节和稳定脏腑自主神经。用白芍、牛膝、木瓜，滋补肝肾，强化肝肾运化，增强血脉流通，解除肢体拘挛。③疏通三焦气血微循环。用丹参、川芎，破除心包三焦瘀滞，用地龙，引血下行，用三棱、莪术、桃仁、红花活血化瘀。药物治疗要与康复训练相结合，同时要培养良好的健康生活习惯，三者不可缺失。

五、手少阴心经认证与循经用药

经络认证。通过心脏舒张，把从肾脏净化的血液经静脉吸纳到心脏，转输给肺，肺与红细胞发生气体交换，生化出全新的血液，再把这全新血液传输给心脏，通过心脏收缩，通过血管输布给周身细胞，通过细胞新陈代谢，经过脾、肝、肾的血液再造，再传输给心脏。如此循环往复，周而复始。

表面看，心脏功能类似于物理动作，实质上异常复杂。

心脑相通。人体三周左右形成胚胎雏形，用肉眼能见到头颅脊椎中枢神经轮廓和跳动的心脏肉芽，脑神经与心脏神经一体连接发育。心肌不仅质地坚韧且血管神经密布，它依赖神经电信号驱动和心素调节形成生理功能。

心肺一体。心肺有机一体完成血液传输与气体交换。心肺功能相互协同，相互制衡。

心肾连接。肾脏净化代谢的静脉血液传输给心脏，肾与命门阴阳失和必然累及到心肺，肾阴虚则心火旺，肺干咳，肾阳虚则心血失运，喘息无力。

心与血管有机一体。人体血管是一个极其复杂的系统，它是一个活性的器官。血管细胞新陈代谢旺盛，则柔韧光滑，收缩伸张自如，无浊物可黏连血管壁。反之，如果脾肝肾胰命门功能减弱，命门火衰，阳气不足，细胞合成代谢能力弱化，必然累及血管细胞，糖腐伤血管神经元，血管逐渐硬化、老化，这是血管斑块形成的主因。心血管堵塞，不仅是血液黏稠问题，如果把人体血管看成一个管道，堵塞了取出斑块，支个架、搭个桥即可，这是一个急救的办法，不是根本性治疗。

心与小肠为阴阳平衡关系。小肠营血能力关联到心脏的血液营运能力，反之亦然，心与小肠经络相连，相互依存，相互制衡，保持阴阳平衡。

从上述心脏的生理特征我们可以看到，临床出现心悸，心律不齐，心跳心慌，神经官能症等，与心脏神经紊乱和内分泌失调有关。心室肥大、心衰、心梗、冠心病等，主证不在手少阴心经，如果足三阴经运行通畅，手三阴经亦运行通畅，脏腑营血周循环的根基在中下焦。手少阴心经出现问题，治疗的方向应当在神经系统与中下焦。下面，仅对心阴虚症做循经用药演示：

心阴虚

证为心脏神经紊乱。

治疗方法：①安稳镇定脑神经。②平衡小肠经络。③理顺三焦气血微循环。

药味选择：①镇定脑神经的药味，用远志、石菖蒲、益智仁、灯心草、浮小麦、酸枣仁。②平衡小肠经络的药味，用神曲、麦芽、木瓜、白芍、茯苓、淡豆豉。③理顺三焦气血微循环的药味，用川芎、丹参、三七、天门冬、麦门冬、黄芪、党参、丹皮。

循经用药主体思路

心阴虚表现为心神不宁，如遇捕之状，遇事慌张，鼻尖出汗，手颤，心悸。心阴虚，根于思虑过度，缺乏定力，心脑神经紊乱，引起心电波失稳。在这个状态下，因操劳过度或房事不节，肾与命门阴阳失和，肾功失能，阴血不足，导致心阴虚症。

循经用药方法：①安稳镇定脑神经。用远志、石菖蒲、益智仁，清瘀开智，安神定志。用灯心草、浮小麦、酸枣仁，稳定脏腑自主神经。②平衡小肠经络。心与小肠互为表里，阴病治阳。用神曲、麦芽促进胰液分泌，木瓜、白芍，补肝阴，调节胆汁分泌。用茯苓、淡豆豉祛瘀化浊，利水渗湿。③理顺三焦气血微循环。心阴虚必致三焦瘀，用川芎、丹参、三七疏通心包经络，再用天门冬、麦门冬，祛除肺经阴霾，用黄芪、党参，补充气血，用丹皮一味祛除血中郁热。

六、手太阴肺经认证与循经用药

经络认证。肺细胞本身没有神经，它的生理功能，一是靠胸隔肌自主神经的一缩一伸，形式如农村大灶的风箱；一是靠心肌的收缩舒张。人体胸腔是封闭的，肺呼吸是血液气体交换的生化运动，是在胸腔封闭的状态下进行的，其功能是胸隔肌伸缩运动、心脏的神经驱动、脏腑营血周循环的运行动能。由此可以证明，所谓的"大气下陷"，应当是胸隔肌自主神经失调，"风箱"出现了故障。

手太阴肺经的生理病理

肺主皮毛。一个是足太阳命门主一身表气，一个是手太阴肺经主司人体上焦皮肤汗腺开阖，两者关联紧密。当情绪低沉或身体疲惫，内分泌失调，上焦阳气不足，气血阴阳失和，自主神经失调，这个时候偶遇风寒，汗毛孔紧闭不开，鼻塞不通，上焦封闭，新陈代谢瘀滞，瘀而生热，患风寒感冒。如果遇到风热，则汗毛孔大开，只开不阖，冒虚汗冷汗，营卫不和，新陈代谢失常，养分失缺，患风热感冒。人体肺呼吸和皮肤汗腺代谢统属上焦，是足太阳经与手太阴经相互协同的一个有机系统。肺脏的另一个显著生理特征，是病菌侵入的一个薄弱防疫缺口。瘟疫病毒可以从呼吸道轻而易举地快速进入到肺细胞血液之中，随血液循环疯狂噬伤人体的肺、心、肝、肾、脾脏，侵入脑组织。瘟疫伤人，凶猛异常。

心肺相连。心肺病是一个典型病例，通常可见，肺虚喘咳必然累及心脏，当心脏衰竭也必然累及肺脏。

心肺功能受到肝肾制约。长期肺咳喘，或干咳不止，主要病因是情绪抑郁，郁闷，情志不遂，或紧张劳累，或房事不节，导致命门火衰，阳气不足，肾与命门阴阳失和，肾脏供应心肺的血液不足，这是致病的主要根源。人体气血阴阳失和最先伤及的是肝肾脏，或肝瘀气滞，或肾阴虚火盛，或肾阳虚寒凉，都制约着肝肾营血上达心肺，以此产生心火旺，火灼娇肺，肺脏失养，长期以往就形成了肺咳喘，或干咳不止等疾病。心肺病，病不在心肺，病在肝肾，心肺病应从中下焦论治。肺咳喘，干咳，主证也不在肺经。

下面对病毒感冒、风寒感冒、风热感冒、荨麻疹等几个常见病症，作以循经用药演示。

（一）病毒感冒

证为免疫力低下。

治疗方法：①遏制病毒泛滥。②强化脏腑功能。③稳定脏腑自主神经。④活血化瘀，疏通三焦气血微循环。

药味选择：①遏制病毒泛滥的药味，急则治标，用连翘、金银花、赤芍、蝉蜕、地龙。②强化脏腑功能的药味，用滑石、生石膏、白芍、茯苓、甘草、牛膝、木瓜。③稳定脏腑自主神经的药味，用茯神、浮小麦、酸枣仁、淡豆豉。④活血化瘀，疏通三焦气血微循环的药味，用党参、黄芪、麦门冬、川芎、升麻、桂枝、荆芥、桃仁、红花。

循经用药主体思路

病毒感冒是由时疫病毒直接由呼吸道侵入肺引起，支气管或肺叶发炎快速引起发热，粒细胞与淋巴细胞与之相搏，血液鼎沸，体温迅速升高，产生高热。治疗病毒感冒，首先要遏制病毒泛滥，但要防止免疫过度：①遏制病毒泛滥。用连翘、金银花、赤芍、蝉蜕、地龙，凉血活血，辅助免疫细胞捕杀病菌。②强化脏腑功能。用滑石、生石膏凉性下沉之物，对心肺大小肠阴阳失衡所产生的瘀热有效遏制，快速平息心肺灼热。采用白芍、茯苓、甘草、牛膝、木瓜，增强脾肝肾功能，提升人体免疫力，预防病毒蔓延。③稳定自主神经。用茯神、浮小麦、酸枣仁，稳定自主神经，此举可有效预防免疫过度。淡豆豉一味，可祛除郁热。④活血化瘀，疏通三焦气血微循环。用党参、黄芪、麦门冬，升脉饮成方，对稳定心肺功能卓有成效。用川芎、升麻、桂枝、荆芥、桃仁、红花，疏通上焦水道，以保障心肺功能常规新陈代谢。留得一分津液，便有一线生机。治疗病毒感冒，急则治标，标本兼顾，犹如森林救火，灭火第一位，还要打火墙，预防火势蔓延。与此同时还要保护森林的生态环境。

（二）风寒感冒

证为内分泌失调。

治疗方法：①调节肾与命门阴阳平衡。②疏通上焦经络。③调理脏腑营血周循环。

药味选择：①调节肾与命门阴阳平衡的药味，用防风、羌活、葛根、菟丝子、补骨脂、枸杞子、淫羊藿。②疏通上焦经络的药味，用升麻、桔梗、蝉蜕、川芎、桂枝、荆芥穗。③调理脏腑营血周循环的药味，用苍术、香附、滑石、甘草、茯苓、白芍、牛膝、木瓜、地龙。

循经用药主体思路

风寒感冒的主因是内分泌失调，阳气不足，命门太阳经主一身表气失能，上焦气血微循环出现故障。这个时候，偶遇风寒侵袭，主司汗腺神经开阖失灵，汗毛孔紧闭，风寒之邪瘀于皮肤腠理，瘀而生热，上焦闭塞，汗不出，鼻不通，身发紧，战噤噤，头痛恶寒，发热。循经用药：①调节肾与命门阴阳平衡。用防风、羌活、葛根，搜太阳风府风寒之邪，逼邪外出。用菟丝子、补骨脂、枸杞子、淫羊藿"肾四味"温补肾阳，理顺肾与命门阴阳失和。②疏通上焦。用升麻、桔梗、蝉蜕，调理肺气，使之气机顺达。川芎、桂枝、荆芥穗三味，川芎能开通心包三焦，桂枝能温通毛细血管，荆芥穗能祛风寒瘀阻。③调理脏腑营血周循环。用苍术、香附以提升脾脏生化能力，用滑石、甘草（六一散），清脏腑郁热，用茯苓、白芍、牛膝、木瓜、地龙，维护脾肝肾胰中间代谢，保障脏腑营血周循环。

（三）风热感冒

证为内分泌失调。

治疗方法：①恢复命门与肾阴阳平衡。②滋补肝脾肾。③疏通三焦气血微循环。

药味选择：①恢复命门与肾阴阳平衡的药味，防风、浮小麦、黄芪、山萸肉、龙骨、牡蛎。②滋补肝脾肾的药味，茯苓、白芍、牛膝、木瓜、甘草。③疏通三焦气血微循环的药味，麦门冬、桔梗、党参、川芎、地龙、三棱、莪术、白茅根、桃仁、红花。

循经用药主体思路

传统医学把风热感冒定义为营卫失和，其中蕴含着很深的医理。卫气，即命门内分泌，它在细胞新陈代谢交换过程中起到功能调节作用。阳气不足，卫气虚弱，肾功失调，电解质输布失衡，细胞新陈代谢交换不利，血液中的营养成分不及与细胞交换，很多营养成分从汗液排出体外，这就是营卫失和。其中还有一个因素，受外界风热或暑湿影响，足太阳经与手太阴经失和，皮肤汗腺神经系统失灵，只开不阖，组织液与汗液一起被排出体外。表现为冷汗淋淋，汗出不止，虚脱，鼻塞不通，头晕无力。

循经用药：①恢复命门与肾阴阳和合。防风能驱除瘀阻之邪。用浮小麦、黄芪、山萸肉、龙骨、牡蛎，调理内分泌与皮肤汗腺神经失调，使汗液外泄得到收敛。②滋补肝脾肾。用茯苓、白芍、牛膝、木瓜、甘草，捋顺脾肝肾中间代谢协同功能。③疏通三焦气血微循环。用麦门冬、桔梗，平顺肺气，黄芪党参用于补虚。用川芎、地龙、三棱、莪术，以活血化瘀。虚汗为虚，虚则血液流通不畅，仍然需要活血化瘀。白茅根能够开通下焦水道，使代谢物从尿液排出。桃仁、红花二味，温通血脉，活润肠道，增强肠道运化功能。

（四）荨麻疹

证为内分泌失调。

治疗方法：①调理内分泌失调。②祛除肝经瘀热。③活血化瘀，疏通上焦气血微循环。

药味选择：①调理内分泌失调的药味，用防风、黄芪、党参、枸杞子、菟丝子、补骨脂、淫羊藿。②祛除肝经瘀热，表邪外出的药味，用刺槐、蛇蜕、羚羊角丝、刺蒺藜、土茯苓、地龙。③活血化瘀，疏通上焦气血微循环的药味，用桔梗、升麻、三棱、莪术、桂枝、荆芥穗。

循经用药主体思路

荨麻疹临床表现为皮肤瘙痒，起片疙瘩，阵痒难忍。其病理为手太阴肺经失衡。肺主皮毛，主上焦水道。命门内分泌失调，阳气输布失衡，肺经失运，肝脏生化瘀浊阻于皮肤表层，血中瘀毒遇风热刺激，引发皮肤瘙痒过敏。

循经用药：①调理内分泌失调。用防风、黄芪、党参，以搜风祛邪固本。用枸杞子、菟丝子、补骨脂、淫羊藿"肾四味"，以调理肾与命门阴阳平衡。②祛除肝经虚热，表邪外出。用刺槐、蛇蜕、羚羊角丝三味，祛皮肤表面瘀毒。再用刺蒺藜、土茯苓、地龙三味，辅助肝脏，化解血液瘀浊。③活血化瘀，疏通三焦气血微循环。用桔梗、升麻，促进肺经生机。用三棱、莪术、桂枝、荆芥穗四味，清瘀化浊，温经通络，辅佐三焦气血微循环。

七、手厥阴心包经认证与循经用药

经络认证。在人体脏腑十二经络之中，手厥阴心包经与手少阳三焦经最为特殊，因为手厥阴与手少阳的阴阳经络不属于脏腑器官，用现代生理学表述，它应当属于人体血液循环器官。血管无处不有，密布周身，长度可达6000千米，血管通畅是人体生命健康的基础。

如何来认证手厥阴心包经络呢？

心包经络与心脏功能密不可分。心包经络的实体是心包，心包络是心肌细胞血液微循环的水道。人体心脏如同一台永动机，不允许出现任何故障，最基本的保障就是心包络的血液微循环，心肌细胞每时每刻都需要血液供给，如果心包络血液微循环出现了机能问题，就会累及心脏。心梗是一种危重症，从表象看，它是由心脏冠状动脉堵塞，导致心肌缺血乃至心肌坏死，这个判断从医学逻辑上好像通顺，但是事实上，引起心肌缺血，根源不应当是冠状动脉堵塞，而是由心包经络失衡，一点一点瘀阻，由冠状动脉堵塞突然爆发而形成。

手厥阴心包经与手少阳三焦经，构成一对相互依存、相互制衡的阴阳关系。从人体血液循环系统看，心脏的功能决定着人体血液循环系统功能，而心包经络又决定着心脏的机能。从人体三焦气血微循环系统看，如果出现脾湿滞运，肝瘀气滞，肾阴虚或肾阳虚等问题，就是从血液源头遏制了三焦气血微循环，必然影响和制约着心包经络。由此可见，人体心包经络出现问题或者脏腑经络出现了问题，都会阻滞着人体气血微循环，干扰着人体细胞新陈代谢。

心包经络接受命门内分泌调节。百病由气生。当恼怒郁闷等不良情绪引起内分泌失调，心素调节紊乱，当脾湿滞运，肝瘀气滞，命门火衰，肾与命门阴阳失衡，血液微循环源头失能，都会影响和制约着心包经络，临床表现为胸闷不舒，头晕目眩，手脚肿胀，眼睑水肿。

不治，将会逐渐演化出心律失常、心室肥大、冠状动脉硬化、腿部水肿、冠心病、心梗等一系列病症。

心包经瘀阻

证为内分泌失调。

治疗方法：①调理内分泌失调。②破除心包经络瘀滞。③疏通脏腑营血周循环。

药味选择：①调理内分泌失调的药味，用钩藤、刺蒺藜、全蝎、蜈蚣、僵蚕、防风、黄芪、党参。②破除心包经络瘀滞的药味，用川芎、赤芍、连翘、青皮、丹皮、丹参、三棱、莪术。③疏通脏腑营血周循环的药味，用苍术、香附、茯苓、白芍、柴胡、木瓜、牛膝、桂枝、荆芥、桃仁、红花。

循经用药主体思路

心包经瘀阻病在气瘀。①调理内分泌失调。用钩藤，刺蒺藜，祛除肝瘀气滞；用全蝎、蜈蚣、僵蚕、防风，疏通命门经络；用黄芪、党参，补气生血，平衡气血阴阳。②破除心包经络瘀滞。用川芎一味，能破除心包经络瘀阻；用赤芍，能活血化瘀；用连翘，能祛除心经郁火。用青皮、丹皮二味，能破瘀气，除瘀热；用丹参、三棱、莪术，能活血祛瘀而不留痕。③疏通脏腑营血周循环。用苍术、香附二味，能消除脾湿滞运，使肝脾协同一致。茯苓用于渗湿养脾；用白芍、柴胡、木瓜，能滋阴补肝，调理肝胰两脏阴阳平衡。牛膝引血下行，促进肾脏功能；用桂枝、荆芥、桃仁、红花、能疏通三焦气血微循环。

八、手少阳三焦经认证与循经用药

经络认证。三焦经络指的是人体血液微循环系统。三焦的焦字，象形描绘出了血液中激素、血氧、血糖等阳气要素与机体组织细胞发生阴阳生化反应而显现出的一种热能形态。也就是说，人体细胞新陈代谢运动是阳气要素与细胞发生生化反应的阴阳和合的过程，因此，没有阳气的生化是万万不行的，它是神经元素与肌体细胞发生新陈代谢的产物，无限循环往复，直至生命运动终止。三焦的三字，指的是细胞微循环代谢三个水道出口。人体细胞微循环代谢有三个排泄出口，即上中下三焦。上焦指肺呼吸与皮肤汗腺排泄出口。"上焦如雾"。到了寒冷冬季看得比较清楚，鼻孔的呼吸和汗液排泄如同雾状。中焦指的是人体脏腑器官组织细胞新陈代谢排泄出口。"中焦如沤"。人体脏腑被包裹在黏膜、肠系膜、腹腔膜、心包、脑膜等血液微循环组织之中，这是人体器官组织细胞血液微循环交换处，看上去，如同水洼里浸泡的麻衣一样。下焦指的是人体泌尿系统排泄出口。"下焦如渎"。人体血液代谢物随静脉循环被脾脏固摄，经肝脏合成代谢，经肾脏净化代谢，代谢物变成尿液，随膀胱尿道排出体外。人体尿液排出体外，如同小泉溪流一样。中医三焦反映人体微循环代谢的生理。

中医三焦经络表达人体气血微循环新陈代谢运动，是中医未病先治的生理病理医学的基础。江南叶天士的卫气营血辨证，吴鞠通的三焦辨证，王清任诸多活血化瘀方剂，都聚焦于人体血液微循环的新陈代谢病理生理，这些医学的理论与方法都建立在中医三焦经络病理生理医学基础之上。

人体三焦的病理生理

阳气生化与气血微循环的细胞新陈代谢密不可分。人体经胞新陈代谢运动，是神经内分泌激素、新鲜氧气、营养成分等阳气元素与血液细胞阴阳和合，再与机体组织细胞发生新陈代谢生化反应，又形成一种新的阴阳媾和关系。如果这个时候受到不良情绪刺激，血液中内分泌调节失衡，阳气生化失偏，就会影响组织细胞代谢。例如气阻中脘，肠胃系统代谢异常，就会出现气血瘀阻，疼痛反应。如果郁怒情绪导致肝瘀气滞，胆汁返流，则出现胃十二指肠痉挛阵痛。如果忧愁悲伤情绪抑制着神经递质及内分泌阳气生发，人体的心肺组织功能就会降低，血供不足，精神低靡。

足太阳命门经络与三焦经络紧密相连。从人体营卫气血运行看，卫气，脑干中枢自主神经与神经内分泌系统，夜入太阴，昼行体表，引领脏腑营血周循环昼夜往复自主运行。如果自主神经失调，内分泌调节失衡，人体三焦气血微循环细胞新陈代谢就会发生阻滞，上焦气血阻滞就会发生风寒风热感冒疾病，中焦气血阻滞就会发生脏腑营运失偏疾病，下焦气血阻滞就会发生脾湿肿胀疾病。

心包经、太阴经与三焦经络相互制衡。手厥阴心包经，中医学称之为心主，因为它是心肌细胞微循环新陈代谢交换的场所，如果恼怒郁闷情绪致心素调节失衡，心包经瘀阻，心肌细胞新陈代谢交换受限，就会出现胸闷，心律失常，因上焦受阻失运，就会出现手、脸、眼睑肿胀等一系列症状。足太阴脾经为人体静脉血液回流的主渠道，如果肝瘀气滞，心包瘀阻，三焦经络受限，就会发生脾湿滞运。脾湿滞运导致脾摄不固，就会阻滞着三焦气血微循环整体运行，就会发生各种稀奇古怪的疾病。阻于中脘，就会出现胃胀胃痛，阻于心包，就会出现胸闷肿胀，阻于手阳明，就会出现上肢酸痛，阻于风府，就会出现颈椎强直，头昏脑胀，阻于肾膀胱，就会出现腰膝酸软、尿痛、小便淋漓不净等症状等。清代王清任氏在他的《医林改错》著作中有非常明确论述。看中医经典，首先要弄清它的生理病理医学本质，否则难于读懂。

循经用药主体思路

三焦论治重在活血化瘀，属于中医"不治已病治未并病"范畴。三焦气血瘀阻可以称作"病的萌芽"，人体的一切疾病都是从气血微循环处的细胞新陈代谢受阻引发的。三焦微循环阻滞的病症，往往有自觉症状反应，西医仪器及血常规检查是给不出诊断结论的，因为没有指标指证，无可奈何，戏称"亚健康体质"。其实，中医经典早有定论，称作"上医治未病，下医治已病"。

三焦论治的主要方法是活血化瘀，但是这个活血化瘀绝不是单纯的活血通络，它需要辨证施治，药证相应。如果证为足太阳命门经络失调，即神经内分泌失调，自主神经失调，导致三焦气血微循环阴阳失和，就要从肾与命门阴阳经络失调论治。首先用枸杞子、狗脊、淫羊藿、菟丝子、补骨脂等药味，调节肾与命门阴阳平衡；再用茯神、浮小麦、酸枣仁、甘草等药味，稳定自主神经常规运行；同时用丹参、川芎、地龙、黄芪、三棱、莪术、桂枝、荆芥、桃仁、红花等药味，整体疏通三焦气血微循环。

如果证为心包经络瘀阻，就要从心包与三焦阴阳经络失调论治。首先用丹参、三七、栀子、郁金等药味祛除心经郁火，再用川芎、三棱、莪术等药味开通心包经络瘀阻；同时用赤芍、地龙、茯苓、桂枝、荆芥、桃仁、红花等药味，疏通三焦微循环。

如果证为中间代谢综合征，就要从肾与命门阴阳平衡，脾肝肾相互协同论治。用全蝎、蜈蚣振奋脑干中枢，抑制命门失调，用肾四味补肾助阳，使之肾与命门阴阳平衡；用川芎、赤芍开通心包瘀阻；用苍术、香附、茯苓祛除脾湿滞运；用白芍、木瓜、牛膝、甘草，滋补肝肾；用草薢、土茯苓、土鳖虫等药味化解血中瘀毒；用地龙、三棱、莪术、黄芪、党参、桂枝、荆芥穗、桃仁、红花等药味，疏通三焦气血微循环。

三焦辨证论治是中医的全科医学，不是本章节三言两语所能说明的，请读者诸君举一反三，系统性精细研究。

九、足太阴脾经认证与循经用药

经络认证。医学发现，胎儿的脾脏具有造血功能，其实不然，胎儿的血液是由母亲脏腑营血周循环一体供给的，胎儿细胞新陈代谢形成的静脉血液通过脾脏分解，再经过脐带传输贮存到母亲的肝门静脉，经肝脏合成代谢循环再造，以此循环往复。婴儿出生之后，自主开通肺呼吸，脏腑营血周循环正式启动运营。但是脾脏的静脉血液分解功能没有改变，对衰老血液细胞及淋巴细胞进行分解处理，作为血液再生原材料贮存到肝门静脉，提供给肝脏，进行合成代谢。这是人体脾脏的一个基本功能。脾脏的另一个重要功能，是人体淋巴细胞的"托儿所"。脾脏是人体最大的淋巴器官，这个定义是准确的。人体淋巴细胞由骨髓干细胞孕育生成，传输到胸腺，由胸腺传输到脾脏。小肠分解的脂肪分子中，有很大一部分传输给脾脏，作为原材料，脾脏把它酿造成淋巴液，用于养育淋巴细胞。淋巴细胞在脾脏成熟之后，经淋巴腺体源源不断地输布到组织液之中，遍布周身，成为防御病毒的生力军。衰亡的淋巴细胞随静脉血液返回到脾脏，被脾脏固摄分解，进行新一轮的血液再造，以此循环往复。传统医学非常重视足太阴脾，医理在于脾脏功能的强弱直接关系到人体自身免疫的强弱。同时，脾脏的循环再造是人体血液供给的主体，而胃肠的血液营养供给，营造血液元素的周期很长。所以，"脾为后天之本"是有一定的生理依据的。

脾脏的病理生理

脾脏是一个黏稠质的器官。人体静脉血液如同千条江河归大海，经脾脏固摄分解，转输到肝脏门静脉贮存的血液约占总血量的70%，人体静脉回流血液缺少血氧，活力不足，形成黏稠状，另外，脾脏从小肠吸纳的脂肪，更加黏稠。这个特质说明，脾脏是一个黏稠质的器官。因此，中医在脾脏的病理生理方面给出一个定义，即"多思伤脾"。这个思指的是苦闷忧虑不能排解的"思"，不是积极思考的"思"。苦闷忧虑不良情绪，使中枢神经的神经递质及内分泌水平降低，气血阴阳失调，阳气不足，使脾脏静脉血液不得常规流通，脾湿滞运导致肝瘀气滞，胆汁不得常规排泄，肝脏合成代谢过程的化学毒素增多，浸伤脑神经细胞，使之认知能力失缺，渐渐形成了精神疾病。医谚曰："胃不和则卧不安。"这是指足太阴脾经与足阳明胃经阴阳失和的病理。阴经失调，脾湿滞运，必然导致相互制衡的足阳明胃经失约，足阳明胃经瘀阻火盛，内分泌调节失灵，交感神经失调，引起"卧不安"的症状反应。

足太阴脾经受心包与三焦、肝与胰、肾与命门等多个经络失衡制约。经文曰："诸湿胀满皆责于脾。"若心包经因气郁瘀阻，阻滞三焦，源头不足，脾运受阻，就会形成手脸眼睑水肿。若肝胰阴阳经络失衡，肝脏的酶化要素供应不足，血液中外渗的白蛋白合成量减少，脾摄不固，就会形成肢体腹腔水肿。若脑干中枢疲怠，命门阳气不足，肾功能减弱，电解质输布及细胞新陈代谢能力减弱，静脉血瘀阻，脾摄不固，仍然会形成水肿。肾水肿症状反应为体表发黑，周身潴留水肿。

另外，中间代谢综合征形成肝脾肾胰命门病理。从人体疾病发生、发展的各个病程阶段看，有三个阶段可以辨识：第一阶段是三焦气血微循环阻滞。脏腑及体表的组织细胞微循环新陈代谢受阻，气血阴阳失和，对脏腑营血周循环产生一定的影响，患者有自觉疼痛不舒反应，但是无体征指标查证。第二阶段是中间代谢综合征"三高"体征。三焦微循环瘀阻不治，逐渐形成脏腑器官功能性改变，肝脾肾胰功能减弱，显现出高血压高脂血高血糖疾病信号。在这个"未病"向"已病"的过渡阶段，一般不会发生器质性病变。第三阶段是病理改变，出现多种多样疾病。以中间代谢综合症为例，临床表现为痛风、风湿、类风湿、红斑狼疮、银屑病、糖尿病、心脑血管症等多种疾病。以风湿、类风湿为例，具体说明一下病程发展演化进程。第一阶段表现为三焦气血微循环瘀阻。或者是脑干中枢疲怠，或者是消沉情绪抑制神经递质及内分泌分泌，气血阴阳失和，细胞代谢能力减弱，脏腑功能减弱，免疫能力低下。第二阶段表现为风寒湿三邪杂至。命门阳气不足，自主神经失调，免疫力低下，在这种病理条件下，偶遇风寒侵袭，命门风府穴开阖失灵，风寒湿邪进入体表微循环，瘀而生热，湿邪渐生，表现为肢体疼痛。第三个阶段表现为湿邪缠身。湿热瘀阻，衍生出风湿因子，风湿因子菌群聚于关节软组织处，释放大量自由氧，随着自由氧无限泛滥，氧化腐蚀骨关节软组织筋骨神经，风湿骨痛。随着肝脾肾胰气血阴阳失和，病程深入，显现三高体征，毒素不得排泄，随着风湿因子无限泛滥，四肢脊柱关节筋骨神经被风湿因子不断氧化腐蚀坏死，这就铸成了关节僵化的风湿、类风湿疾病。风湿类风湿病程发展三阶段，应当是一个病理生理规律性的反映，诊治中间代谢综合征的各类疾病，应当从这个规律性的基本特征着眼和入手。

脾脏的疾病集中表现为脾湿滞运，静脉血液回流受阻，出现多种水肿病症，是比较典型的中间代谢综合征疾病。下面，对肾水肿展开循经用药演示。

（一）肾水肿

证为脾湿滞运。

治疗方法：①调节肾与命门阴阳平衡。②祛除脾湿滞运。③促进肝脾肾胰相互协同。④改善心包、三焦气血微循环。

药味选择：①调节肾与命门阴阳平衡的药味，用羌活、葛根、狗脊、黄芪、黑蚂蚁、菟丝子、补骨脂、枸杞子、淫羊藿。②祛除脾湿滞运的药味，用苍术、香附、茯苓、淡豆豉、鸡内金。③促进肝脾肾胰相互协同的药味，用土茯苓、白茅根、白芍、木瓜、牛膝、甘草。④改善心包三焦气血微循环的药味，用川芎、赤芍、三棱、莪术、地龙、土鳖虫、桂枝、荆芥穗、桃仁、红花。

循经用药主体思路

肾水肿病发于肾与命门阴阳经络失衡。此外，还有心包三焦阴阳经络失衡水肿，肝与胰阴阳经络失衡水肿等，证不同，治疗方法不同。肾水肿的病理生理：命门阳气不足，电解质输布失调，心肺血液循环能力不足，三焦微循环滞运，脾回流固摄失能，形成周身浮肿。肾水肿的明显特征是皮肤表层呈黑晦色，这是静脉血液瘀于皮肤表层所致。治疗肾水肿的循经用药方法：且不可滥用五皮散、五皮饮之类，戕害阳气，加重病情。

治疗肾水肿循经用药治疗方法：①下手处是调节肾与命门阴阳平衡。用羌活、葛根、狗脊、黄芪等药味，调节内分泌命门经络，激发阳气。黑蚂蚁有大功劳，它能够激发胰脏酶素释放，辅助肾皮质激素有效调节，有效恢复肾髓质激素能力，使电解质输布得到有效恢复。菟丝子、补骨脂、枸杞子、淫羊藿"肾四味"，虚弱用它，能够有效恢复肾与命门阴阳平衡，有起死回生功效。②祛除脾湿滞运。双管齐下，苍术是脾经的引经药，是祛除脾湿的圣药。香附能驱除肝脾瘀气。用苍术香附对药，祛除脾湿滞运、捋顺肝脾协同功能，效果立竿见影。茯苓、淡豆豉，能够祛湿除热。鸡内金一味，不仅能增强酶化功能，有助消化，且能化解瘀阻。③促进肝脾肾胰相互协同。用土茯苓、白茅根二味，既能够清除血液瘀热瘀毒，活血化瘀，又能够把水肿瘀液从肾与膀胱排泄出去。白芍、木瓜、牛膝、甘草四味，滋肝补肾，开通三焦微循环，疏通脾肝肾中间代谢十分灵验。④改善心包三焦气血微循环。用川芎、赤芍对药，其主要功效是开通心包经络，促进三焦气血微循环。用三棱、莪术对药主要功效是清除血液瘀滞。用地龙、土鳖虫、桂枝、荆芥穗四味，活血化瘀，扩张微循环血管，把皮肤表层水肿瘀毒从皮肤汗腺排泄出去。用桃仁、红花对药，能够疏通胃肠加速蠕动，促进胃肠分解代谢。这个治疗肾水肿方剂，宜制成散剂，早中晚各服4克，三天左右水肿得泄，接续早晚各服4克，理顺脏腑经络，恢复脏腑营血周循环周运行，可痊愈。

（二）惊恐、心神不宁

证为足太阴病。

治疗方法：①调节神经内分泌失调。②祛除肝瘀气滞。③理顺脏腑营血周循环。

药味选择：①调节神经内分泌失调的药味，用全蝎、蜈蚣、远志、石菖蒲、浮小麦、大枣、甘草。②祛除肝瘀气滞的药味，用芒硝、刺蒺藜、钩藤、土茯苓。③理顺脏腑营血周循环的药味，用苍术、香附、白芍、木瓜、地龙、牛膝、三棱、莪术、桃仁、红花。

循经用药主体思路

惊恐，心神不宁，坐立不安，仿佛被抓捕一般。这个病症是由郁闷惊恐情绪造成脾湿滞运引起，足太阴病。足太阴瘀滞，又形成肝瘀气滞，自主神经失调，神经内分泌失调。治疗方法：①调节神经内分泌失调。用全蝎，蜈蚣（止痉散），振奋中枢神经，破除神经瘀滞；再拣选远志、石菖蒲、开窍解郁，安神定志；用浮小麦、大枣、甘草，解除肠燥，调节脏腑自主神经失调。②祛除肝瘀气滞。芒硝是一味祛除肝气瘀阻的快捷良药。用刺蒺藜、钩藤、土茯苓三味，能祛除肝脏及血液瘀毒显效。③理顺脏腑营血周循环。用苍术、香附，能化解脾湿滞运；用白芍、木瓜，能滋阴补肝；用地龙、牛膝，能够促进肾脏血液净化代谢；用三棱、莪术、桃仁、红花，活血化瘀，能促进三焦气血微循环，理顺脏腑营血周循环。

三阳经络认证与循经用药。下面，对胃小肠大肠三阳经，进行经络认证与循经用药演示。

足阳明胃经，手太阳小肠经，手阳明大肠经，这三条阳经属于胃肠道消化系统，将口腔咀嚼的饮食物通过胃酸杀菌，通过胃液消化，经过胃液、胆汁、胰液综合，将食物原料分解代谢，转化为人体细胞可吸收的营养分子，通过小肠输运到肝门静脉贮存，成为脏腑营血周循环的营养原料，将一部分脂肪分子输运给脾脏，作为制造淋巴液的原材料。大肠通过肠道益生菌菌群酿造，将消化物中的水分和矿物质转化成人体所需要的物质，进入血液循环。它们与脾、心、肺三条阴经相互制约，保持阴阳平衡，同时，它们与肝、胆、胰命门保持相互协同。因此，便于在生理病理方面分辨得更为清晰，在人体脏腑营血周循环的经络认证与循经用药上，把胃、小肠、大肠三条经络单列出来，与肝、胰、肾、命门、心、肺、心包、三焦、脾九条经络区分开来。

十、足阳明胃经认证与循经用药

经络认证。随着味觉、嗅觉、视觉等脑神经系统对食物观察及信息的输入，在神经递质及内分泌的调节作用下，刺激口腔食道胃肠腺体，在胰腺酶的作用下，分泌出唾液、胃液、胃酸、肠液，与胆汁、胰液，综合形成胃肠道对食物的分解代谢。

人体的胃脏通过胰腺酶和胃液、胃酸对外来物的消毒及对食物的分解代谢，通过胃肠蠕动，将分解的食物输入到十二指肠，形成胃脏功能。

足阳明胃经的病理生理

厌食症是在饮食无规律，内分泌调节紊乱的条件下形成的。早中晚三餐无定时，喜吃零食，失去饥饿感，见到正餐饭菜无食欲，神经递质与内分泌失灵，弱化了胃脏功能，这是厌食症产生的主要病因。

胃肠疾病与肝胰脾失衡相关联。肝瘀气滞，除了影响肝脏自身功能之外，还会产生两个病理：一是足少阳胰经失衡，弱化酶的分泌，五脏六腑皆受其害，胃减弱亦在其中，不思饮食，厌食，呕吐，可指证肝瘀气滞。其病理如下：一是肝胆汁分泌受阻，肝瘀气滞，胆汁返流，灼伤胃十二指肠，引起痉挛阵痛；二是肝胰阴阳失和，胰液失约，胃脾阴阳失和，脾失健运，引起胃肠消化不良，婴幼儿流涎水等病症。

胃肠功能与心脾失调相关联。"二阳之病发心脾"。二阳，指足阳明胃经，手阳明大肠经。为什么二阳之病发心脾呢？这是因为，悲伤绝望情绪瘀阻心包经，使心肺血液循环受阻，三焦微循环阻滞，脾失健运。这样，就造成了脾与胃阴阳失衡，肺与大肠阴阳失衡。胃与大肠手足阳明经虚火盛，饮食消化能力减弱，日见消瘦枯萎，经文曰："认证不准，死不治。"

下面对厌食症、流涎水、胃痉挛阵痛等几个常见症状展开循经用药演示。

（一）厌食症

证为内分泌失调。

治疗方法：①调节内分泌失调。②增强胃肠消化功能。③促进肝脾肾胰相互协同能力。

药味选择：①调节内分泌失调的药味，用远志、石菖蒲、益智仁、酸枣仁、浮小麦、甘草。②增强胃肠消化功能的药味，用鸡内金、山药、神曲、麦芽、焦山楂、砂仁、枳壳、滑石。③促进肝脾肾胰相互协同能力的药味，用苍术、香附、茯苓、白芍、木瓜、牛膝、地龙。

循经用药主体思路

因饮食无规律，喜吃零食引起的厌食症，诊治的第一位，要求改变不良生活习惯，养成一日三餐习惯，否则无药可治。药物调理：①调节内分泌失调。用远志、石菖蒲、益智仁三味，调节脑神经递质及脑干神经内分泌失调。酸枣仁、浮小麦、甘草三味，用于调节脏腑自主神经平稳运行。②增强胃肠消化功能。用鸡内金，山药二味，既能化瘀，又能增强胃液胃酸酶化功能。神曲、麦芽、焦山楂三味，能够促进胃肠消化；用砂仁、枳壳、滑石，能够破郁，化浊，导滞下行。③促进肝脾肾胰相互协同。用苍术、香附，有助于肝脾协同健运；用茯苓、白芍、木瓜，能滋补肝阴，用牛膝、地龙，辅助肾经，引血下行，有效促进脏腑营血周循环。

（二）小儿流涎水

证为中间代谢综合征。

治疗方法：①调节肝胰阴阳平衡。②调节脾胃阴阳平衡。③调节肾与命门，滋升阳气。

药味选择：①调节肝胰阴阳的药味，用钩藤、刺蒺藜、木瓜、酸枣仁、青皮、乌梅。②调节脾胃阴阳的药味，用人参、白术、茯苓、甘草、鸡内金、神曲、淡豆豉、麦芽。③调节肾与命门，滋升阳气的药味，用黑芝麻、黑蚂蚁、牛膝、地龙。

循经用药主体思路

小儿流涎水，症见发育迟缓，反应迟钝。此症常以脾胃不和论治，其实不然。小儿流涎水的病理：肝胰阴阳二经失调，造成脾胃失养，肾与命门阳气虚弱。治疗方法：①调节肝胰阴阳。用钩藤、刺蒺藜，能够宣散肝气风邪，舒肝解郁；木瓜能舒筋活络，增强肝运化能力；用酸枣仁、青皮、乌梅三味，调理肝胰阴阳平衡，促进胰液胆汁分泌。其中青皮入肝胰二经，破除瘀阻显效，但青皮破气力强，须微量应用。②调节脾胃阴阳。用人参、白术、茯苓、甘草四君子，调理脾胃虚弱显效。鸡内金，既能化瘀，又能激发胰腺酶素分泌；用神曲、淡豆豉、麦芽三味，能祛郁热，化食积，增强胃肠功能。③调节肾与命门，滋补阳气。用黑芝麻、黑蚂蚁，能滋阴补肾，调节内分泌失调；用牛膝、地龙引血下行，能增强肾功能，促进脏腑营血周循环。

（三）胃痉挛阵痛

证为肝瘀气滞。

治疗方法：①破除肝瘀气滞。②调理脾胃。③活血化瘀，疏通三焦气血微循环。

药味选择：①破除肝瘀气滞的药味，用郁金、青皮、钩藤、刺蒺藜、白芍、甘草、牛膝、木瓜。②调理脾胃的药味，用苍术、香附、三棱、莪术、乳香、没药、鸡内金。③活血化瘀，疏通三焦气血微循环的药味，用川芎、赤芍、桃仁、红花、桂枝、荆芥。

循经用药主体思路

肝气郁结，胆汁反流，造成胃十二指肠灼伤，引起胃痉挛，阵阵疼痛难以忍受。治疗方法：①主证为肝瘀气滞。用郁金、青皮，入肝胰二经，调理阴阳平衡。用钩藤、刺蒺藜，专用于调治肝瘀气滞；用白芍、甘草、牛膝、木瓜，以滋补肝肾，提升运化功能。②调理脾胃。用苍术、香附，以祛除脾脏湿热瘀阻；用三棱、莪术、化瘀滞而不留痕；用乳香、没药，治疗内外伤痛，止痛效果明显；用鸡内金，能消食化瘀，增强胃肠功能。③活血化瘀，疏通三焦气血微循环。用川芎、赤芍，以活血凉血，消除瘀腐，疏通三焦气血微循环；用桃仁、红花，以活血化瘀；用桂枝，荆芥，有效扩张微循环血管，促进微循环代谢。

十一、手太阳小肠经认证与循经用药

经络认证。小肠是食物分解代谢的重要器官，起到综合消化系统整合的作用。胃将消化的食糜连同胃液胃酸一同转入到十二指肠，根据食物信息，胰脏和肝脏向十二指肠输入胰液和胆汁，在胃液胃酸胰液胆汁的综合作用下，小肠将食物分解成为人体可吸收的营养分子，输入到肝门静脉贮存，为肝脏提供合成代谢的营养成分，生化成血液中的营养物质，经过消化剩余的物质，经过空肠回肠，转入到大肠。

手太阳小肠经络的病理生理

小肠功能与足太阳命门经直接相关。命门神经内分泌失调，影响肝胰阴阳失衡，脾胃阴阳失衡，胃肠内分泌失调，进而会产生消化不良，食谷不化等临床病症反应。

心与小肠构成相互平衡相互制约的阴阳关系。当受到惊恐刺激，造成心素失调，心包经紊乱，手少阴郁热传导到手太阳小肠经，必然引起脏腑自主神经紊乱。这种病理改变，易在幼儿期发生，表现为梦惊易醒，夜啼，厌食等症状。

下面对食谷不化，小儿夜啼，这两个常见病症展开循经用药演示。

（一）食谷不化

证为内分泌失调。

治疗方法：①调节肾与命门阴阳平衡。②调节肝胰脾胃阴阳平衡。③增强胃肠功能。

药味选择：①调节肾与命门阴阳平衡的药味，用肉苁蓉、补骨脂、菟丝子、枸杞子、淫羊藿。②调节肝、胰、脾、胃阴阳平衡的药味，用青皮、黄芪、党参、白芍、木瓜、酸枣仁、苍术、香附、甘草。③增强胃肠功能的药味，用乌梅、鸡内金、茯苓、曲神、麦芽、山药、焦山楂。

循经用药主体思路

食谷不化，消化不良，谷物未经消化吸收，直接排泄出去。主证为命门内分泌失调，调节不利，造成肝胰脾胃肠功能虚弱，消化吸收分解代谢能力失缺。治疗方法：①调节肾与命门阴阳平衡。用肉苁蓉，温补命门，药性平和。用补骨脂、菟丝子、枸杞子、淫羊藿"肾四味"，促进阳气生发，卓有成效，体虚阳气弱者最为适宜。②调节肝胰、脾胃阴阳平衡。青皮是肝胰二经的引经药，平衡肝胰二经阴阳失衡有奇功，但须少量应用，点到为止，防止伐气。用黄芪、党参，其为补中益气良药。用白芍、木瓜，滋补肝阴。酸枣仁养心神，滋胃阴。用苍术、香附、甘草，可除湿健脾安五脏。③增强胃肠功能。乌梅一味，清凉收涩之品，且能大补胃酸。用鸡内金、茯苓、曲神、麦芽、山药、焦山楂六味，能有效增强胃肠运化功能。上述治疗方法不仅能治愈食谷不化，对消化不良亦有疗效。

（二）小儿夜啼

证为心小肠阴阳失调。

治疗方法：①调节脏腑自主神经。②安稳心神。③维护脏腑营血周循环。

药味选择：①调节脏腑自主神经的药味，用浮小麦、大枣、甘草、夜交藤。②安稳心神的药味，用灯心草、连翘、黄芪、党参、麦门冬。③维护脏腑营血周循环的药味，用鸡内金、茯苓、白芍、牛膝、地龙、桃仁、红花。

循经用药主体思路

小儿夜啼是受到惊扰，心神紊乱，心火扰乱小肠经络，导致脏腑自主神经紊乱，昼夜颠倒，哭闹不止。治疗方法：①调节脏腑自主神经。用浮小麦、大枣、甘草，其为调节脏腑自主神经紊乱的有效成方。夜交藤，能养心安神，可安眠。②安稳心神。灯心草，能祛除小肠郁火；连翘，能祛除心包经络郁火，这个对药能有效解除小儿心热烦躁夜啼不寐。用黄芪、党参、麦门冬，升脉饮成方，能稳定心肺血液循环。③维护脏腑营血周循环。鸡内金，用于祛除胃肠瘀滞，增强肠胃功能。用茯苓、白芍、牛膝、地龙、桃仁、红花，能够化湿除瘀，疏通三焦微循环，增强肝脾肾运化功能，从而保障和维护脏腑营血周循环。小儿全阳之体用药，须少而精，不可伐伤阳气，否则，药用无功，加重病情。

十二、手阳明大肠经认证与循经用药

经络认证。大肠是人体胃肠系统分解代谢的最后一道工序，通过大肠有益菌团生化分解，将水及矿物质提取出来，提供给肝脏合成代谢及肾脏净化血液使用。大肠菌群生化过程所散发的臭气是浓烈的，为此，肠道的先天设计，分为十二指肠、空肠、回肠三个有机连接，空肠常处于只下不上的密封状态，防止有害气体熏蒸脏腑。

手阳明大肠经的病理生理

大肠经依赖足太阳阳气温煦。大肠的功能，一是营造温热的内环境，以适应有益菌的可持续繁衍生长；二是蠕动，以促进代谢物的排泄。通过内分泌激素调节生成肠道激素，构成肠道生理功能。如果命门阳气虚弱，造成大肠功能减弱，就会出现大肠菌群紊乱，大肠蠕动能力减缓等病理，出现慢性肠炎、痢疾、便秘等症状。

手太阴与手阳明互为表里，相互制衡。如果肾与命门阴阳失调，阳气不足，肾功虚弱，必然使心肺功能减弱，肺能力不足，必然造成手阳明大肠经阴虚火旺。将会出现慢性肠炎、便秘、肩周炎等一些病症。

下面对慢性肠炎、便秘、肩周炎等常见疾病，展开循经用药演示。

（一）慢性肠炎

证为内分泌失调。

治疗方法：①滋补命门。②温煦大肠经。③增强脏腑营血周循环。

药味选择：①滋补命门的药味，用羌活、山萸肉、肉桂、补骨脂、淫羊藿。②温煦大肠经络的药味，用肉苁蓉、肉豆蔻、白头翁、金钱草、赤芍、三棱、莪术。③增强脏腑营血周循环的药味，用苍术、香附、茯苓、白芍、木瓜、牛膝、甘草。

循经用药主体思路

慢性肠炎患者常伴有腰酸背痛，腰膝酸软，神情疲怠，其可证为命门虚弱，内分泌失调，肠失温煦，大肠菌群紊乱。如果单纯从肠道论治,谬之千里,把一个简单易治的疾病治成了久治不愈的慢性病。慢性肠炎的治疗方法:①滋补命门。君药治疗命门虚弱主证。用羌活、山萸肉、肉桂三味,直补命门。用补骨脂、淫羊藿二味,阳病治阴,以求肾与命门阴阳平衡。②温煦大肠经络。用肉苁蓉、肉豆蔻,入大肠经,让大肠恢复温热环境,使大肠菌群繁衍再生。用白头翁、金钱草,祛除肠道炎症病菌。用赤芍,凉血活血杀菌。用三棱、莪术,能活血化瘀,再生能力强。③增强脏腑营血周循环。恢复和巩固肝脾肾胰中间代谢能力,用苍术、香附,能提升肝脾运化能力。用茯苓、白芍、木瓜,能滋阴补肝,化解瘀滞。牛膝能辅助肾功能,引血下行。甘草,辅助脏腑自主神经,增强脏腑营血周循环。

(二)便秘

证为内分泌失调。

治疗方法:①滋补命门。②促进大肠蠕动。③增强脏腑营血周循环。

药味选择:①滋补命门的药味,用枸杞子、菟丝子、补骨脂、淫羊藿。②促进大肠蠕动的药味,用桃仁、红花、黑芝麻、胡桃肉。③增强脏腑营血周循环的药味,用党参、黄芪、三棱、莪术、茯苓、白芍、牛膝、木瓜、炙甘草。

循经用药主体思路

便秘是气虚体弱者和老年人的常见病。主证为阳气弱,命门内分泌调节失能,大肠蠕动功能减弱。治疗方法:①滋补命门。用枸杞子、菟丝子、补骨脂、淫羊藿"肾四味",阳病治阴,使肾与命门恢复阴阳平衡。②促进大肠蠕动。用桃仁、红花、黑芝麻、胡桃肉,入大肠经,润肠活血化浊,促进肠激素分泌,提升大肠蠕动能力。③增强脏腑营血周循环。用党参、黄芪、补中益气。用三棱,莪术,活血化瘀。用茯苓、白芍、牛膝、木瓜、炙甘草,可提升肝脾肾胰中间代谢功能。

(三)肩周炎

证为内分泌失调。

治疗方法:①调节肾与命门阴阳失调。②调节肺与大肠阴阳失调。③活血化瘀，增强三焦气血微循环。

药味选择：①调节肾与命门阴阳失调的药味，用羌活、独活、补骨脂、菟丝子、蛇床子。②调节肺与大肠阴阳失调的药味，用桂枝、荆芥、桔梗、升麻。③活血化瘀，增强三焦气血微循环的药味，用川芎、赤芍、防风、透骨草、土鳖虫、地龙、乳香、没药、桃仁、红花。

循经用药主体思路

肩周炎，亦称"五十肩"，寓意很明确，无论男女，年过五十阳气虚弱，气血逐渐衰微。命门内分泌激素调节失利，肾气不足，制约心肺血液循环能力，肺与大肠阴阳失衡，大肠经络气血运化不足，经失濡养，阴虚火旺。人体肩周部位是大肠经的经穴，其中筋膜骨膜微循环血管茂密，如同河道滩涂浅流，极易瘀阻。肺与大肠阴阳失衡，虚火盛，瘀阻肩周隧道，时间长久，瘀而生热，损伤肩周筋膜血管神经，形成肩周炎症，痛不能举，苦不堪言。肩周炎采取标本兼治的治疗方法：①调节肾与命门阴阳失调。用羌活、独活，命门经络药品，激发阳气，宣瘀止痛。用补骨脂、菟丝子、蛇床子，温补肾与命门。②调节肺与大肠阴阳失调。用桂枝、荆芥、桔梗、升麻，开通上焦气血微循环，使肺经得运，以达肺与大肠阴阳平衡。③活血化瘀，增强三焦气血微循环。用川芎，疏通心包三焦气血微循环。用赤芍，活血、凉血、化瘀。用防风、透骨草，搜剔入骨风邪。用土鳖虫、地龙，为除瘀化毒良药。用乳香、没药，能活血、化瘀、止痛，收立竿见影之效。用桃仁、红花二味，能活血、化瘀、止痛。

附1：诊治精要

　　中医是一门普及性的大众医学，学习关键是掌握医学方法。如果没有掌握医学方法，学到老也不能通窍，掌握了正确医学方法，不断深入地精研下去，医己医人都没有问题。关于中医的医学方法，《黄帝内经》有很精要的三句话：第一句是"阴平阳秘，精神乃治"。它是说，人体脏腑营血周循环如果是平稳有序的，维护脏腑营血周循环的卫气是隐秘不外泻的，此时人体的卫气营血是按照生理机能有规律运行的。精，指人体脏腑营造的血液营养物质；神，指神经细胞分泌的生化元素；治，指生理机能运行机制。第二句是"卫气营血昼夜循环五十周"。它阐明了人体气血阴阳，脏腑营血周循环，脏腑十二经络机理运动的核心要义，是人体生理病理学的总纲要。第三句是"谨察阴阳，以平为期"。这八字经言，精要概括了中医临床诊治的基本方法。它指出中医诊治的基本方法是整体察验人体卫气营血，脏腑十二经络的运行状态，采取药证相应，扶正阴阳的治疗方法，以修复"阴平阳秘，精神乃治"的健康体质。中医经典的三句话，构成了一个较系统的医学逻辑关系。

一、掌握人体气血阴阳运动的医学方法

　　人体是由气血阴阳两组要素有机组合的生命体。

　　传统医学经过上万年的传承实践，对人体生理进行了详尽察验，把人体生理划分为气与血、阴与阳两个有机组合体。从人体脏腑十二经络气血阴阳两组构成看，其中，肝、肾、心、肺、心包、脾六条阴经，为人体脏腑营血周循环的有机系统，脏属于阴，主导人体血液生

成代谢。人体脏腑营血周循环的顺序如下：第一环节是由肝脏合成代谢，提取出血液营养；第二环节是由肾脏净化代谢，提取出纯净的血液；第三环节是由心脏输运，把肾脏输送的纯净血液（命门神经内分泌调节激素、骨髓干细胞的血液细胞）从不同渠道一同传输到肺脏；第四环节是由肺细胞交换，将输运来的静脉血液转化为全质新鲜血液，再传输给心脏；第五环节由心脏动脉传输到心包三焦气血微循环；第六环节是由心包三焦微循环完成细胞新陈代谢交换，通过交换，将全质新鲜血液再转化为静脉血液，血液中的废料，经三焦水道排泄出体外，血液中可再生元素由静脉管网如同溪流归大海一般传输到脾脏，经脾对静脉血液元素进行分解，贮存到肝门静脉，提供给肝脏再次合成代谢。人体十二经络中的六条阴经——肝、肾、心、肺、心包、脾等功能，形成脏腑营血周循环六个上下游环节，周而复始，循环往复，如环无端，构成了人体细胞新陈代谢生命运动。由此可以明确，脏腑六条阴经循环往复，主要功能是制造血液营养，提供给周身细胞新陈代谢使用，通过血液循环代谢，再由细胞组织孕生出人体生化物质。例如，人体骨髓造血干细胞通过血液营养吸收，孕化出血液细胞；脑神经细胞通过血液营养吸收，孕化出神经递质和内分泌激素等；脾脏淋巴管网通过血液营养吸收，酿造出淋巴液，用于抚育从骨髓和胸腺转来的淋巴幼仔；脏腑器官及腺体，通过血液营养吸收，分泌出唾液、胃液、肠液、胰液、胆汁等生化元素，形成了周身细胞新陈代谢循环往复的综合功能。传统医学认为，人体脏腑十二经络，肝、肾、心、肺、心包、脾六条阴经，主导着脏腑营血周循环生化，属于血，属于阴。从人体卫气营血的角度看，它们是营造血液的功能器官。

与六条阴经相互平衡，互为依存，互为制衡的六条阳经，它们分别是胃、小肠、大肠、命门、胰、三焦等六条经络。它们属于阳，属于气。阴血转化为阳气的生化，阳气的生化再转化为阴血。阴阳互为转化，这是因为腑脏神经六条阳经与六条阴经相互阴阳媾合，履行着营血周循环生化之能和脏腑平衡调节之机。六条阳经的功能包括：①胃、小肠、大肠三条阳经的功能。它们作为人体食物消化吸收系统，通过分解

157

代谢一系列生化动作，将人体可吸收的营养成分，提供给肝脏进行合成代谢，这样的阴阳交媾，生成了人体细胞生命必须的营养元素。②命门经络的功能。命门有两条神经内分泌管网，一条是脑干的丘脑与垂体，制造分泌出细胞生长与新陈代谢所需的内分泌激素，通过垂体与丘脑血管连接，进入血液循环，主导着人体细胞新陈代谢和人体的生理机能；一条是下丘脑—垂体—肾上腺轴，通过肾上腺及其肾髓质激素的分泌，支配和调节着人体脏腑内环境的动态平衡。传统医学称命门为人体生命之根，元气生化之源。③足少阳（胆）胰经的功能。胰脏有两个功能，一个是胰脏分泌消化酶素，它是人体器官产生生化反应的必须元素，中医认为："（胆）胰主十一脏腑"，分泌胰液，胰液与胃液胆汁相融合，合成为肠道消化吸收的必须元素；另一个基本功能是分泌胰腺胰岛素。所谓"胆为中正之官"，应当指胰脏功能，胰脏及其胰腺与肝脏阴阳和合，平衡调节着肝脏的合成代谢，调控着肝脏营血运行中的血糖。④手少阳三焦经络的功能。手少阳三焦经络主导着人体气血微循环的新陈代谢，在阳气作用下，通过血液微循环与细胞新陈代谢交换运动，以肺呼吸和皮肤汗腺为上焦水道出口，以脏黏膜、腹腔黏膜、脑膜等血液微循环为中焦水道出口，以肾与肾盂、膀胱的泌尿系统为下焦水道出口，在肾上腺调节及其电解质输布的作用下，通过三焦系统，把静脉血液中的废料排泄出体外，这仍然是命门与脏腑微循环相互阴阳媾合的结果。被滤化的血液中的存量物质，统一被脾脏摄入并对衰老血液细胞及其激素碎片进行分解，分解成再生原料，不断地贮存到肝门静脉，源源不断地输运到肝脏，通过肝脏合成代谢，不断地重复进行着脏腑营血周循环运动。

从上述人体脏腑十二经络的生理机能中不难看出，人体是由气血阴阳两组要素构成的，人体生理运动，即气血阴阳平衡生化运动。通过阴阳和合，血赖气行，气由血生，互为一体，从而构成了阴阳两组要素之间互为依存，相互平衡，相互制约的生理机能。

"卫气营血昼夜循环五十周"。"卫气营血"是中医基础理论最为核心的医学概念，卫气营血把人体的神经与脏腑，气血阴阳，阴阳十二经络有机地组合成一个生理运动的整体。在卫气营血这个集合概念中，营血，指的是人体脏腑营血周循环；卫气，指的是整体协调可持续地护卫脏腑营血周循环的能量。为什么把血液循环定义为营血？这是借喻商品经营之道，把人体脏腑营血周循环的生理描述为生产交换消费可持续周期循环的运动过程。卫气是什么呢？卫气就是护卫人体脏腑营血周循环可持续的能力保障。卫气是人体气血阴阳生化所产生的综合能量。人体唯有卫气营血阴阳和合，阴平阳秘，脏腑十二经络运行通畅，才能保持健康的体质。人体气血阴阳和合，是如何产生卫气的呢？它是人体神经与脏腑互为一体，相互平衡，相互作用而产生的运动能量。我们可大致把神经系统分为三个部分：①脑神经。人体脑神经主司着心理生理感觉感知反应，传导到旧皮质层，形成心理生理情绪；不同类型情绪，刺激神经递质分泌不同种类的元素，通过神经突触连接，传递到脑干中枢神经，丘脑刺激垂体分泌和释放神经内分泌激素，神经内分泌激素通过两个渠道融入血液循环，一条渠道是通过丘脑垂体相互连接，直接进入人体血液循环，这条渠道主司人体生长发育和细胞新陈代谢；另一条渠道是下丘脑-垂体-肾上腺轴，分泌出肾上腺激素和肾髓质激素，调节人体脏腑营血周循环过程中的内环境动态平衡。这是神经系统第一个部分。②自主神经。它由脑干中枢与自主神经系统有机连接。自主神经受脑干神经生化元素刺激支配，支配着正负交感神经昼夜交替运行，并由自主神经主司脏腑营血周循环昼夜运行五十周，使人体脏腑营血周循环"夜入太阴""昼行于表"，形成生理机能。经文描述说："太阳主一身表气"。这个太阳借喻自然阳光的热能量，人体热的能量是如何生成的呢？每天清晨，晨曦的光亮通过脑神经知觉，从而使脑干细胞分泌警醒激素，刺激肾上腺增量分泌，刺激人体脏器官协同增速运动，这时，人体血液循环由夜晚沉睡的"夜入太阴"副交感神经主司的状态，转入到"昼行于表"的正交感神经主司的状态，经过夜晚的细胞自我修复，加之肾上腺激素增量作用，提供充足的气血，使人的身体细胞充满了热能量。脑干与自主神经生理机能，使人体脏腑营血周循环形成了"昼夜运行五十周"的生理规则。③周围神经。神经网络、血管网络、淋巴网络、内外分泌腺等四大网络体系遍布于周身，周围神经的神经束与血液微循环毛细血管，与肢体、骨骼、脏腑、腺体等组织器官有机结合为一体，先天发育成为了神经、血液，与周身组织细胞阴阳和合的生化交换结构体。遍布周身细胞的周围神经网络，其功能一是构成细胞生命运动知觉。人体神经元坏死，其主导的组织细胞运动反应知觉丧失。二是人体生理动态反应的神经传导。人体肌肤和脏腑的生理动态反应，都是由周围神经相互连接的神经束急速地通过脊椎到达脊髓，传递到大脑，传导到旧皮质层生成生理情绪，即冷热饥渴的生理情绪反应，脑神经递质刺激内分泌，通过内分泌予以调节脏腑协同功能，恢复脏腑内环境动态平衡。如果人体某个部位，或者某个脏腑器官部分细胞神经束坏死，神经传导功能消失，这个部分的组织细胞将失去运动反应功能。如常见的心脑血管硬化老化就是血管神经元部分细胞坏死所造成的，它就像手脚表皮的神经元坏死，使肌肉细胞蜕化成为了无神经感应的厚皮茧子一样。医学证明，人体的神经元，具有衰亡不能再生的生理特征，这个生理特征决定着人的生命不可逆。

综上所述，我们通过观察可以获得如下认知：①传统医学的营血概念，指的是脏与腑阴阳和合，所形成的脏腑营血周循环。②传统医学的卫气概念，指的是神经系统在脏腑营血周循环的过程中所形成的神经与脏腑生化运动的气血阴阳关系。卫气，是人体神经与脏腑阴阳和合，通过生化产生的运动能量，其生理规则由神经中枢主导；营血，它在卫气的主导作用下，通过脏与腑阴阳和合，在脏腑营血周循环的运动中产生出来的细胞新陈代谢的产物。详细解析，即在脑干与自主神经主导运行下，通过神经传导和神经元素调节分泌，神经细胞与机体细胞发生阴阳和合生化反应，形成组织功能和运动能量，这个功能与能量，护卫着人体脏腑营血周循环并形成脏腑十二经络的运动机能，被传统医学称之为卫气。人体的卫气调节并护卫着脏腑营血周循环的昼夜周期性规律运动。就人体脏腑十二经络而言，它是周围神经组织与血管及腺体，与脏腑，与肌体及骨骼有机构成的一个完整的网络体系，这个体系在脑中枢神经主导作用下，并在脑干与自主神经调节作用下，通过神经与脏腑两个系统发生气血阴阳生化反应，支配并调节着脏腑营血周循环。这个有形的生理运动通过脏腑十二经络的穴位及经脉的脉动可以认知掌握，可以应用于医学临床实践。

人体脏腑营血周循环，可以在有生命体征前提下，通过经络运动反应来掌握其病理生理，无生命体征则丧失经络反应，没有脉动，即人体生理体征消失。人体脏腑十二经络只能在人体生理运动中被发现，通过解剖方法来验证人体经络的存在是绝无可能的。由此可以得出进一步判断，人体神经与脏腑是一个有机的、不可拆分的气血阴阳组合体，是一个运动着的不断生化、不断转化着的气血阴阳组合体。人体卫气营血——神经与脏腑有机构成的脏腑营血周循环，是中医生理病理学的总纲领。中医的卫气营血理论，是对人体活体及其病理生理的精确描述（张仲景六经辨证，叶天士卫气营血辨证）。应当是基于人体卫气营血，即在神经与脏腑的气血阴阳生化运动的基础上建立的。中医揭示，在人体卫气营血脏腑十二经络循环往复的运行中，如果发生阴阳失偏，则发生病理生理反应。

二、卫气营血阴阳脉学的诊察方法

人体脏腑十二经络平衡与否，是中医临床医学药证相应，辨证施治的总抓手。无论是诊治认证还是药物配伍，总离不开谨察人体十二经络卫气营血阴阳平衡的变化。"谨察阴阳，以平为期"。在春秋时代，"望而知之若神"的扁鹊，总结临床诊治经验，创立了一个系统性的可模仿、可描述、可传承的人体十二经络阴阳脉象范式，我们从中可以掌握中医脉学的一般性的医学原理。这里面"望而知之"的"望"，应当是传统医学望闻问切诊治方法的简称。

本节内容通过对扁鹊阴阳脉法的解读，通过系统性察验人体卫气营血十二经络的阴阳平衡变化，来认证人体的病理生理。

扁鹊《难经·四难》

"脉有阴阳之法，何谓也？浮沉长短滑涩也。"

"浮，滑，长为阳；沉，短，涩为阴。"

"一阳一阴脉：浮而涩；一阳二阴脉：长而沉涩；一阳三阴脉：沉涩而短，时一浮。"

"一阴一阳脉：沉而滑；一阴二阳脉：沉滑而长；一阴三阳脉："

浮滑而长，时一沉。"

扁鹊《难经·四十八难》

"脉之虚实者，濡者为虚，紧牢者为实。"

"邪气盛则实，精气夺为虚。"

"切脉而知之者，诊其寸口，视其虚实，以知其病发生，病在何脏腑也。经言以内知曰神，此之谓也。"

"各以其经所在，名病逆顺也。"

《素问·平人气象论》篇："所谓脉不得胃气者，肝不弦肾不石也。"（根据经文，肝不弦，肾不石，称不得胃气。中医经典的胃气之说，应当与现代医学的肝脾肾中间代谢功能相似，绝不是主观臆断的所谓脾胃之气。）

扁鹊阴阳脉法

寸口关至寸部位为阳，关至尺部位为阴。阳为气，血为阴，气在血先，血为气母。这里的气，是卫气的统称，这里的血，是营血的统称。扁鹊的阴阳脉法中，阳，指的是卫气；阴，指的是营血。通过阳的脉象，来查验人体神经与脏腑卫气失和的病理，通过阴的脉象，来查验人体脏腑营血周循环过程中所发生的功能性改变。卫气与营血的阴阳交媾，脏与腑的阴阳交媾，以及卫气营血与细胞的交媾等，无限可分的整体构成了人体气血阴阳两组生命要素的生化运动本相。广袤的宇宙中的一个星球是一个阴阳体，一个星系是一个阴阳体，万亿多的星系有机构成了一个整个宇宙阴阳体，这个宇宙体是一个生命整体，围绕一个中心，阴阳和合，勃勃生机，有规律地周而复始，不断地变化着，运动着。易经曰："天行健，君子以自强不息。"人体如同一个小宇宙也。内经曰："阴阳者，不可胜数，然其要一也。"传统医学通过察验人体脏腑十二经络卫气营血的平衡状态，可以随机辨识把握人体十二经络气血阴阳失衡的各种状态。在扁鹊的阴阳脉法之中，脉象浮滑长的阳病脉，沉涩短的阴病脉，通过察验阴阳的相互变化，构成了体察人体神经与脏腑——卫气与营血之间以及其脏腑之间协同运动状况的一个总坐标。扁鹊的阴阳脉法是医学整体论与系统论的有机统一。在临床医学上，通过诊察浮、沉、滑三个阳脉象，诊察涩、长、短三个阴脉象，形成一个基本脉法，通过两组三对阴阳基本脉象，可以推演出若干个疾病体征来，它能够准确地、有规律地掌握若干个病理生理的改变。这就如同区区32个象棋子，通过棋势的推演，可以演化出层出不穷的阵式来。

（1）浮、滑、长的脉象，表达神经与脏腑气血阴阳运动失衡病理。这个病理是在神经与脏腑阴阳和合的卫气形成过程中发生的，称为阳经病。为什么称为阳经病呢？这是因为神经生化调节失衡，导致了脏腑之间协同功能失调，这是由阳气失偏形成的，在经脉运行中呈现出来浮、滑、长的病理生理。

（2）沉、涩、短的脉象，表达脏腑营血周循环过程中器官功能失常病理，为阴经病。阴经病，脏腑营血周循环的运动机能被阳气失衡削弱，器官功能减弱，必然使营血资源短缺，不足于滋养神经细胞，神经细胞失养，又导致了阳经机能虚弱。这个叫阴阳反制。这是因为脏腑功能被消弱，导致了血液中的神经元素短缺，使脑干中枢神经由阳经病的失衡状态转化为神经元素短缺状态，阳气不足，营血能力不足，在经脉运行中呈现出来沉、涩、短的病理生理。这个阴阳反制，也被称为阴经病。

从阴阳脉的生理上看，先是由阳气失衡引发神经与脏腑阴阳失和，卫气失调，称一阳一阴、一阳二阴、一阳三阴病；再由阴阳反制，因脏腑功能偏弱，造成神经生化元素不足，产生脏腑与神经阴阳失衡的病理，称一阴一阳、一阴二阳、一阴三阳病。《难经》曰："各以其经所在，名病逆顺也。"

《史记》："至今言脉者，由扁鹊也。"2000多年前，被历史记载的扁鹊大医生开创了后世中医学的诊治范例。《素问·阴阳应象大论》篇论脉曰："按尺寸，观浮沉滑涩，而知病所生"。这个脉法与扁鹊阴阳脉法大致相同。可见，传统医学质朴的阴阳脉法，通俗易懂，并不繁杂，谓之"大道至简"是也。

卫气营血阴阳脉法演示

一阳一阴脉

一阳一阴脉，浮而涩。浮为阳，涩为阴。

一阳一阴病，证为命门与肾阴阳失衡。

命门脉象浮。浮脉，轻按如水中浮萍。证明经脉的阳气生化能力不足。浮为虚，虚则精气夺。这个精气夺，是由郁闷情绪导致神经递质受抑而分泌失调，或房事不节，或工作学习受挫，或耽于娱乐昼夜颠倒，导致脑干中枢神经疲惫、自主神经紊乱、内分泌失调。浮脉，神经脏腑卫气虚弱。

肾经脉象涩。命门与肾，互为阴阳，相互依存。先由于命门阳气不足，肾上腺调节失能，自主神经紊乱，导致肾净化血液能力，肾主骨生髓能力下降，这个时候，人体脏腑营血周循环受到约制，骨髓造血能力受限，出现了经脉气血涩涩而行的病理。涩脉，轻按不见，中按微细，按之如刀刃刮骨，涩涩而行。

由于脑干中枢疲惫，卫气营血阴阳失和，临床表现为思维反应迟钝，头晕无力，记忆减退，畏冷怕寒，手脚发凉。

若症与脉相符，可证为一阳一阴病。

一阳一阴脉的变数

若见脉浮大而数，症见头痛鼻塞发热无汗，身紧，可证为风寒感冒，仍按一阳一阴病论治。这是因为卫气不足，自主神经失调，肺与命门协同失和，汗腺开阖失灵，风寒乘虚侵入风府，瘀阻人体上焦气血微循环，瘀而生热所致。

若见阳脉浮大而芤，阴脉涩，症为阳痿、血漏、白带过多，仍按一阳一阴证论治。这是因为命门失调，卫气虚弱，肾阳不足。

一阳二阴脉

一阳二阴脉，长而沉涩。长为阳，沉涩为阴。

一阳二阴病，证为肝与胰，肾与命门，两对阴阳经络失衡。

肾经脉象涩。证为命门与肾一阳一阴病。

肝经脉象长而沉。胰与肝互为阴阳，相互平衡，相互依存。首先是胰脏受命门元气制约，因命门虚弱，胰脏生化酶的能力减弱，导致肝脏合成代谢减弱，肝功低下，营血周循环呈现沉脉。肝主筋，因营血不足，经脉血管细胞气血微循环受制，失缺柔韧性，显现出长脉象。

沉脉，重按至骨，脉动艰涩，如隐隐触摸水底沉石。这是由肝脏合成代谢能力虚弱所导致的，肝脏合成代谢为脏腑营血周循环的源头，脏腑营血周循环源头失养，必然呈现出血源不足的沉脉象。

长脉，寸尺通体脉动如触摸到一条长绳。人体血管是富有柔韧性的膜体，因为柔韧坚实，血管细胞微循环交换更加需要充足的气血能量来濡养，若肝功强大，血管则富有柔韧性，脉象柔缓。若肝功弱，血管失养，则显现出较坚韧的长脉象。由此曰肝主筋。脉见沉涩，证明了肝肾两经的营血周循环失能，血管细胞新陈代谢失养，显现出长脉象。诊脉须细察，与病的长脉象不同，同时还存在一种长寿的长脉象，这种脉象寸尺通体柔长，脉动有力，证明血管具有较特殊的柔韧性，它是肝脾肾中间代谢能力强大的生理表现，长寿者血管得到充足濡养，它与沉涩而长的病脉截然相反。这个健康的长脉象，中医称为胃气足。

一阳二阴病的临床表现有易恐，心神不宁，易怒，情绪烦躁，睡眠不实，手足抽筋，疲惫，迎风流泪，肝区胀闷，血压忽高不稳。

若症与脉相符，可证为一阳二阴病。

一阳二阴脉的变数

若见阳脉长弦，阴脉沉滑，症见胃脘阵痛，肝区闷胀，仍按一阳二阴病论治。因郁怒情志所致，导致肝胰阴阳失调，肝瘀气滞，肝胆火盛瘀阻胆汁返流，灼伤胃十二指肠。这个脉象，常见于胃十二指肠溃疡患者。

若见阳脉长数，阴脉沉滑，症见右腹阵痛，食不能安，睡不得宁，仍按一阳二阴病论治。因肝瘀气滞，胆汁分泌受阻，瘀阻生热，热灼则胆汁凝结。这个脉象常见于胆结石症患者。其病理为命门阳气失调导致肾功弱，脏腑营血周循环的卫气营血能量减弱；肝胰两经失调，肝瘀气滞生瘀热，胆汁热灼而凝结。

一阳三阴脉

一阳三阴脉，沉涩而短，时一浮。浮为阳，沉涩短为阴。

一阳三阴病，证为肾与命门，肝与胰，脾与胃，三条阴阳经络相互关联失衡。一阳三阴病，现代医学称之为中间代谢综合征。

沉脉。肝与胰阴阳失调。

涩脉。肾与命门阴阳失调。

短脉。脾与胃阴阳失调。

短脉的脉象。脉象无力，波动期较短。

时一浮。一阳三阴脉，通体脉象沉涩而短，期间又显现出一股涌动的脉象。时一浮的脉象，证为人体卫气营血更加虚弱。

一阳三阴脉病理

诊察一阳三阴病，需要从人体脏腑营血周循环的各个系统进行察验。最初，由脑干中枢神经疲惫，命门内分泌失调，自主神经紊乱，阴阳失衡，肾功减弱，卫气营血周循环水平降低，一阳一阴病。不治，肝胰两经失调，脏腑营血周循环源头失能，卫气营血周循环水平低下，一阳二阴病。旷日持久，肝脏合成代谢能力，肾脏净化血液能力逐渐减弱，心肺营血供给不足，将会产生心肺功能疾病，持续产生心包、三焦气血微循环瘀阻。三焦微循环代谢瘀阻，人体静脉回流血液缓慢滞留，必然制约脾脏固摄与分解疏运能力。脾为血海，脾主四方，脾为后天营血之本。脾湿滞运，显现出来的病脉为短脉象。脾与胃阴阳互生，相互平衡，相互制约。脾脏功能低下，使胃肠道食物分解代谢受到约制。这样一来，胃肠道的血液营养供给，脾脏的血液分解能力双双下降，肝脏合成代谢源头失养，经脉营血不足，脉象显现出来涩而短，涩涩无力，脉动趋短。

一阳三阴病，脉象沉涩而短，时一浮。证为肝脾肾中间代谢综合征。在这个体质下，卫气营血能力不足，人体免疫力低下，正气不足，百病欺。这是一个百病丛生的体质。一阳三阴病，最明显的体征是三高，即高血压、高血糖、高脂血，或一二症并存，或三症俱有。倘若遭遇不良情绪刺激，或妄为奢食酒肉，或昼夜颠倒，房事不节，就会衍生出心脑血管急症、糖尿病、痛风等疾症。倘若遭遇到风寒湿侵袭，就会衍生出风湿、类风湿、类风湿急性血管炎等自身免疫缺陷疾病。

若症与脉相符，可证为一阳三阴病。按一阳三阴病论治。

上述推演的一阳一阴脉，一阳二阴脉，一阳三阴脉，显现出一条诊治规则，它先是由命门神经元气失偏，"主不明则十二官危"所形成的神经脏腑卫气营血阴阳失和，发生了内在的一系列病理改变。阳病在先，引起脏腑器官功能性改变。对于阳病在先的认证治疗，治疗方法以调理命门神经为主；同时，阳病治阴，以系统性调理脏腑阴阳和合为辅，修复卫气营血阴阳失偏，使脏腑营血周循环周而复始通畅无阻。中医"火神派"诊治方法认证了这个病理规律。

下面，再系统推演一下阴阳反制的阴病在先的脉象病理。

扁鹊脉诊"一阴一阳脉，沉而滑；一阴二阳脉，沉滑而长；一阴三阳脉，浮滑而长，时一沉"的脉象，这就是阴阳反制的人体脏腑十二经络病理改变所显现的脉象。其排序为一阴病，又反向导致了一阳病、二阳病、三阳病。阴病在先，阴阳反制，其病为逆。为什么会出现阴阳反制？常规条件下，神经元素与脏腑细胞阴阳和合，卫气生化出脏腑运动功能，营血即时满足神经濡养。这个叫阴阳和合。但是在病理状态下，首先是脑干中枢神经调节失衡，干扰了脏腑营血周循环，出现了一阳一阴、二阴、三阴的病理。阴阳失和之后，因脏腑功能失偏，能力下降，返过来又使神经细胞缺失濡养，元气不足，出现了一阴一阳、二阳、三阳的病理脉象。这个叫阴阳反制。

一阴一阳脉

一阴一阳脉：沉而滑。沉为阴，滑为阳。

一阴一阳病，证为肾与命门功能虚弱，气血两虚。

这个脉象，是足少阴肾经与足太阳命门经的阴阳反制所产生的病理。从阴阳反制的病理观察，先是由命门神经内分泌和自主神经调节失衡，导致肾功虚弱，其病为顺；再因肾功虚弱，营血能量短缺，造成脑干神经细胞失养，内分泌激素短缺，造成神经细胞生化短缺，其病为逆。

由于肾与命门阴阳生化能力不足，这就形成了阴阳反制的逆病。一阴一阳病的脉象，沉而滑。肾经的脉象沉。沉，按之贴骨，如水中沉石，隐约可见。这说明足少阴肾经营血周运行的生化功能又进一步减弱。通体脉象显现为滑。滑为虚脉，在沉脉的脉象之中，又见到气血如球涌动。若女子脉，见到缓柔滑利的脉象，是孕娠喜脉。其中的缓和柔顺脉象，证明母体肝脾肾中间代谢正常，又见滑脉，证明母体的气血正孕育着腹中的胎儿，精血不足，气血虚，为胎孕所耗。因胎儿男女两性的生理特点不同，女性胎儿脑干神经中枢较男性复杂，消耗母体元气较多，因此，滑脉之中多见弱脉；相比较之下，腹怀男性胎儿在滑脉之中多见滑利有力。若不是孕娠脉，临床见到一阴一阳脉，则是病脉，通体脉象沉，又见滑脉，这是阴阳反制，气血两虚的体征。

一阴一阳脉，脉象是肾经营血不足，阴阳反制，导致了肾与命门阴阳两经运化失能。传统医学称之为气血虚。虚，卫气营血运化不足，神经脏腑都处在较虚弱的状态。气血虚的临床症状反应：低热、赢弱、燥热、心神不安、烦躁、失眠、腰背酸痛、女子白带过多、男子阳痿等。

若症与脉相符，可证为一阴一阳病。

一阴一阳脉的变数

若见沉数而滑的脉象，症见头晕、无力，精神萎靡，虚汗冷汗淋淋不止，为风热感冒，证为一阴一阳病，营卫不和。这个病是由气血两虚引起的。气血两虚阻滞三焦微循环代谢，自主神经失调，肺与命门协同失衡，这是发病的内因。在三焦微循环瘀阻的情况下，遇到风热刺激，皮肤汗腺开而不阖，任由皮肤汗腺倾泄，因而形成风热感冒疾症。风热感冒仍以一阴一阳病论治，以平衡肾与命门为主，同时固汗摄精，增强肝脾肾运化功能，开通下焦水道，此病可应刃而解。治疗风热感冒，切不可用麻黄，桂枝，荆芥类的开通上焦的药物，结果会适得其反，值得警惕。

一阴二阳脉

一阴二阳脉，沉滑而长。沉为阴，滑长为阳。

一阴二阳病，证为肝肾功能虚弱，气血瘀滞。

沉滑脉，为肾与命门阴阳反制一阴一阳病；一阴二阳病，在一阴一阳病的基础上又增加了一个长的脉象，这个长脉，是足厥阴肝经气滞血瘀的脉象。足厥阴肝经与足少阳胰经，因肝经气滞血瘀，阴阳反制而制约着足少阳胰经的酶化产出，酶的生化能力短缺，反过来又造成了肝脏合成代谢能力下降，肝脏营血生化能力不足。肝主筋，肝瘀气滞，肝脏营血生化不足，血管细胞新陈代谢失养，出现筋痛或抽筋，血管收缩不利，脉象呈现出长脉。长脉为阳病，它是因足少阳胰经的酶化元素不足造成的。从沉滑而长的整体脉象观察，由于肾经虚弱，肝瘀气滞，阴阳反制，造成了命门内分泌，胰脏酶化——两个阳经的生化能力下降，形成了一阴二阳病。

一阴二阳脉，临床症状为迎风流泪，肋胀不舒，手足抽筋，心情烦闷，头昏脑胀，视物模糊，思维不清晰等。

若症与脉相符，可认证为一阴二阳病。

一阴三阳脉

一阴三阳脉，浮滑而长，时一沉。沉为阴，浮滑长为阳。

一阴三阳病，证为肝脾肾中间代谢功能低下，胃气不足。

一阴三阳病，是由一阴二阳病的病程发展而来。从阴阳两部整体脉象观察看，脉象呈现浮滑而长的脉动。浮，整体呈现虚象，阳气浮于表，轻按浮芤，重按无。滑，脉象无力，脉动如球，气血短缺。长，按如一条绳，肝阴虚火盛。这是三阳经的脉象，它证明了足太阳命门经的内分泌调节能力短缺，足少阳胰经的生化酶素的能力短缺，足阳明胃经的消化能力不足，三条足阳经都出现了功能偏弱的问题。同时，又出现了"时一沉"的脉动乖象，在整体呈现出浮、滑、长的三阳病脉象的同时，突然间又出现了脉动间歇。沉脉，重按得见。"时一沉"是一阴的脉象。这说明，脏腑营血周循环的卫气营血阴阳失衡，已经差不多虚弱到了"胃气无"的危重状态。

中医医学所说"胃气无"，指的是人体肾、脾、肝的中间代谢能力失缺，脏腑营血周循环生化能力明显不足，出现了"时一沉"。浮滑而长，时一沉的一阴三阳脉。如果更进一层，脉象不再是"时一沉"，而是显现出"雀啄""鱼游""屋漏"的象形脉。浮滑长，其中的浮脉，是浮大而芤，这是神经与脏腑已经无能力生成卫气的脉象，气浮于外，即将阴阳分离。这个时候的长脉，不再是和缓脉，而是失去生命活力的僵硬脉，证明肝脾肾的营血运化功能即将消失。这个时候的滑脉，已经不是如球涌动，而是"雀啄""鱼游""屋漏"的脉象，它表明，随着神经与脏腑卫气功能的逐渐丧失，脏腑营血周循环的血液营造已经处在断流的状态了。这样的一阴三阳脉为阴阳分离危症，无胃气则死。油灯将熄，大限将至。

从整体看，一阴三阳病是由肾与命门，肝与胰，脾与胃，三阴三阳经络失衡形成，它们之间由顺转逆，是在一步步的病程转换过程中发展形成的，第一阶段是一阳一阴病，命门与肾的一对阴阳经络失衡，第二阶段是一阳二阴病，命门胰与肝肾二对阴阳经络失衡，第三阶段是一阳三阴病，命门胰胃与肝脾肾三对阴阳经络失衡。最先由足太阳命门阳经的内分泌调节失调，逐步形成了一阳三阴病，然后是阴阳反制，肝脾肾中间代谢能力下降，脏腑营血周循环的阴血失能，又造成了命门、胰、胃三条阳经的卫气生化能力降低，最后就形成了一阴三阳病的病理。一阴三阳病的病程终点是"胃气无"，神经元气与脏腑营血周循环的生化能力丧失。

一阴三阳脉，临床症状为脏腑器官慢性病，心脑血管硬化老化，心梗、脑梗、脑出血及各种疑难杂症等。病因复杂，病程较长，治疗过程需要脏腑营血周循环整个系统流程再造。

若症与脉相符，可认证为一阴三阳病。

一阴三阳脉的变数

若脉见浮大滑数，症见神情亢奋，不眠，思维逻辑不清，胡言乱语，为精神疾病。发病的病理为气血两虚，代谢失常，血液中毒素扰乱脑中枢神经，致阳气外泄不能自主。仍按一阴三阳病论治。以稳定命门神经，调节自主神经失衡为主，佐以滋补肝脾肾，清肝祛瘀，疏通三焦气血微循环为辅。不可滥用抑制中枢神经的药物，若形成药物依赖，则难于治愈。

三、药证相应治疗方法

中医诊治的方法叫认证治疗，即通过临床症状观察，通过望闻问切，症脉相符，认证落地，采用药证相应的方法予以治疗。认证为一阳一阴病、二阴病、三阴病，可以采用阴病治阳的方法，称顺治。认证为一阴一阳病、二阳病、三阳病，可采用阳病治阴与阴病治阳的标本兼治方法治疗，称逆治。中医治疗不是治症，不是发热感冒吃退烧药，发生炎症吃抗生素，或者像外科手术一样开一刀，而是谨察阴阳，以平为期。采取药证相应，药物辅助人体自主修复，全面恢复到"阴平阳秘，精神乃制"生理机能自运行。传统医学主张"不治已病，治未病"。何为未病？何谓已病？通过药物辅助治疗，机能自我修复，达到健康预期，叫作治未病。病入膏肓已丧失机体自我修复能力，叫已病。为什么中医不治"已病"呢？这是因为身体机能已全面损坏，卫气营血已近阴阳分离，医学上已经失去了辅助恢复人体阴阳平衡的能力，无力回天。

下面进行药证相应方法的演示。

（一）治疗阳病在先的顺治方法

1. 一阳一阴病

一阳一阴脉：浮而涩。

临床症状：畏冷怕寒，手脚末梢发凉，气力虚弱，头晕目眩。如果脉症相符，可证为肾阳虚。

一阳一阴病，因足太阳命门的内分泌调节失衡，造成足少阴肾经阳气生化失能，阴阳失和，脉象显现为浮而涩。

治疗方法：

（1）恢复命门中枢神经调节能力，使之达到与肾经生化功能阴阳平衡。与证相符的常用药味：葛根、狗脊、菟丝子、补骨脂、枸杞子、淫羊藿、牛膝、地龙。

（2）增强脾肝运化功能，辅助疏通脏腑营血周循环。与证相符的常用药味：白芍、木瓜、茯苓、苍术、香附、川芎、三棱、莪术、甘草。

药味拣选及药用剂量，根据病情病程酌定。或汤剂，或粉剂，或丸剂，用药方法随机把握。以下内容不再赘述。

2. 一阳二阴病

一阳二阴脉：长而沉涩。

临床症状：情绪烦躁，精力不足，视物模糊，眼前飞蝇，迎风流泪，肝区闷胀，四肢酸痛，手足抽筋，血压偏高。

肾肝两阴经相继失衡，证为一阳二阴病。因足太阳经的内分泌调节失衡，造成足少阳肾经生化失能，营血周循环不利，肝虚火盛，肝胰阴阳两经失衡。脉象显现为长而沉涩。

治疗方法：

（1）恢复肾与命门阴阳平衡。与证相符的常用药味：菟丝子、补骨脂、枸杞子、淫羊藿。

（2）调理肝肾，恢复肾与命门，肝与胰阴阳平衡。与证相符的常用药味：白芍、木瓜、牛膝、地龙、甘草、茯苓、酸枣仁、菊花、刺蒺藜、钩藤。

（3）活血化瘀，疏通脏腑营血周循环。常用药味选择：川芎、赤芍、桂枝、荆芥、桃仁、红花、当归等。

3. 一阳三阴病

一阳三阴脉：沉涩而短，时一浮。

临床症状：高血压、高脂血、高血糖、心梗、脑梗、脑出血、痛风、风湿类风湿、糖尿病、银屑病、灰指甲等。上述疾病按种类划分，可分为中间代谢综合征，或自我免疫缺陷症。

如果把一阳一阴病和一阳二阴病，看作亚健康体征，那么，发展到了一阳三阴病的病程阶段，就是"已病"萌芽初现，医学上可以用疾病的名称来表述。

肾脾肝三条阴经相继失衡，证为一阳三阴病。先是肾与命门一阳一阴经络失衡，累及到肝与胰阴阳失衡，三焦气血微循环瘀阻，脾湿滞运，逐渐累及到脾与胃阴阳失衡。三阴经失衡，造血机能减弱，免疫功能低下，血管神经元受损，逐渐形成三高体征，不治，随病程深入，将发生不同种类的心脑血管疾病或自我免疫缺陷疾病，等等。再不治，病入膏肓，无力回天。

（1）调理肾与命门阴阳失衡。

与证相符的常用药味：羌活、独活、狗脊、防风、鲜地黄、生地黄、山萸肉、肉桂、枸杞子、补骨脂、菟丝子、淫羊藿。

（2）调理肝与胰阴阳失衡。

与证相符的常用药味：酸枣仁、秦艽、郁金、青皮、金钱草、钩藤、刺蒺藜、赤芍、木瓜、僵蚕、菊花、蒲公英。

（3）调理脾与胃阴阳失衡。

与证相符的常用药味：茯苓、白芍、白术、鸡内金、苍术、香附、滑石、生石膏、麦芽、山楂、枳实、芡实、砂仁、枳壳、淡豆豉、甘草、大枣。

（4）疏通三焦气血微循环。

常用药味：川芎、地龙、牛膝、三棱、莪术、桂枝、荆芥、桃仁、红花。

（5）活血化瘀祛湿止痛。

常用药味：萆薢、土茯苓、乳香、没药、土鳖虫、全蝎、蜈蚣、黑蚂蚁等。

这是调理一阳三阴病的基本方法。对肝脾肾三阴经失衡需要全面调理，流程再造，辅以疏通三焦气血微循环，理气祛湿活血化瘀止痛，以期恢复脏腑十二经络阴阳平衡，保障脏腑营血周循环通畅无阻。因疾病种类不同，体质不同，病情病程不同，气血瘀阻程度不同等，世上绝没有一方治百病的灵丹妙药。药味拣选与方剂配伍，应灵活应对，以平为期，根据病程病情病机转化而化裁加减。

（二）治疗阴阳反制，阴病在先的逆治方法

1. 一阴一阳病

一阴一阳脉：沉而滑。

临床症状：低热不退，羸弱，五心燥热，心神不宁，烦躁，失眠，腰背酸痛，白带过多，阳痿等。

一阴一阳病属于阴阳反制的逆病。因足太阳命门经络失衡，导致足少阴肾经生化功能降低，这是阳气失调的顺病。反过来，因足少阴肾经生化功能低下，导致命门神经细胞营养元素供给短缺，又造成阴阳双向功能低下，形成阴阳反制。治疗方法应采取滋阴补阳标本兼治。

治疗方法：

（1）滋阴壮阳，平衡肾与命门阴阳两经。

常用药味：防风、羌活、狗脊、葛根、山萸肉、肉桂、肉苁蓉、黑蚂蚁、枸杞子、菟丝子、补骨脂、淫羊藿等。

（2）调理心肾，增强心肾双向协同功能。

常用药味：远志、石菖蒲、人参、党参、浮小麦、酸枣仁、甘

173

草等。

（3）滋补肝脾，疏通脏腑营血周循环。

常用药味：黄芪、白芍、茯苓、牛膝、木瓜、地龙、三棱、莪术、苍术、香附、芡实、麦芽等。

2. 一阴二阳病

一阴二阳脉：沉滑而长。沉为阴，滑长为阳。

临床症状：眼干、口干、干呕、肝区不舒、胃肠绞痛、肢体抽筋、情绪烦躁、头昏脑胀、思维反应不清晰等。

一阴二阳病属于阴阳反制的逆病。沉滑脉象为肾虚弱，神经元素供给不足，反制于命门阳气生成，形成肾与命门阴阳反制，脏腑营血周循环呈现沉滑脉象。脾肝血供不足，肝功失能，肝瘀气滞，累积肝胰二经阴阳失调，形成了足太阳命门经，足少阳胰经二阳经的阳气生化能力减弱。此证是足厥阴肝经瘀滞一阴病，阴阳反制，形成的一阴二阳病。

治疗方法：

（1）滋阴壮阳，调理肾与命门阴阳平衡。

常用药味：防风、羌活、狗脊、葛根、鲜地黄、生地黄、山萸肉、肉桂、肉苁蓉、黑蚂蚁、枸杞子、菟丝子、补骨脂、淫羊藿等。

（2）扶正祛邪，调理肝与胰阴阳平衡。

常用药味：秦艽、黄芩、青蒿、郁金、金钱草、土茯苓、萆（薢），刺蒺藜、钩藤、蒲公英、僵蚕、地龙、全蝎、蜈蚣等。

（3）滋补肝脾肾，疏通脏腑营血周循环。

常用药味：黄芪、白芍、茯苓、牛膝、木瓜、地龙、三棱、莪术、苍术、香附、芡实、麦芽等。

3.一阴三阳病

一阴三阳脉：浮滑而长，时一沉。沉为阴，浮滑长为阳。

临床症状：病程较长的三高体征，久治不愈的各种慢性病，心脑血管硬化老化，各种疑难杂症，脏腑器质性病变等。

一阴三阳病属于阴阳反制的逆病。先由肾功虚弱，满足不了命门神经元素生成，导致了一阴一阳病的阴阳反制，由于命门元气生化

174

短缺，随即发生了肾命门、肝胰、脾胃的阴阳失衡，形成了一阴三阳的脉证。一阴三阳病，基础病是三高体征，导致多种慢性病，各类疑难杂症的发生。例如肾的营血疏运不足，造成心肾不交营卫失和的心悸失眠，心神不宁，心律失常，心肺失养，阴虚火旺，长期慢性支气管炎干咳等；胰经失调，肝瘀气滞，阴虚火旺，造成胆囊炎、胆管结石、胆肾结石、胰腺炎、胆汁反流、十二指肠溃疡等；胃肠经络失调，阻滞着三焦微循环与脾脏的营血疏运，将产生脾湿滞运、消化不良、虚胖肿胀、腹泻、以及脏腑器官病变等多种疾病。自主神经与命门阳气输布失调，造成手太阴肺经失常，又遭遇风寒风热侵袭，发生风寒或风热感冒；命门胰胃肠三阳经受到肾肝脾三阴经的阴阳反制，脏腑营血周循环受阻，免疫力低下，这时若遭遇风寒湿三邪侵袭，则发生风湿类风湿等免疫缺陷疾病。疾病千般万般变化，总离不开气血阴阳失衡改变。

（1）滋阴壮阳，调理肾与命门阴阳平衡。

常用药味：防风、羌活、狗脊、葛根、山萸肉、肉桂、肉苁蓉、黑蚂蚁、枸杞子、菟丝子、补骨脂、淫羊藿等（一阴三阳病，体质已衰，肉桂、羌活、防风等伤气药类，用量宜少益精）。

（2）扶正祛邪，调理肝与胰阴阳平衡。

常用药味：秦艽、黄芩、青蒿、郁金、金钱草、土茯苓、蝉蜕、萆薢、刺蒺藜、钩藤、蒲公英、僵蚕、地龙、全蝎、蜈蚣等。

（3）滋补肝脾肾，疏通脏腑营血周循环。

常用药味：黄芪、白芍、茯苓、当归、木瓜、苍术、香附、芡实、麦芽等。

（4）疏通三焦气血微循环，活血化瘀。

常用药味：桂枝、荆芥、川芎、丹参、赤芍、党参、乳香、没药、牛膝、地龙、三棱、莪术、桃仁、红花等。

药证相应临床诊治，需病理生理药理融为一炉，炉火纯青，方能悬壶济世。认证精准，通晓卫气营血脏腑十二经络病理生理，才能"把握阴阳，无与众谋"。药与证符，通晓中草药的药理药性配伍，才能捕抓病机，谴将布兵，精准施治。方药医书可参考，但不可拘泥，因为它的药好用，理不清，在病理、生理、药理融为一炉上存在缺陷，只能是依照葫芦画瓢，通过慢慢地临床医学探索积累治疗经验，但大多数经验，还没有掌握真实的病理、生理，还不足于药证相应的临床应对。自古以来，业医者不计其数，但是每个时代的优良医生屈指可数，凤毛麟角。师传成功者稀少，学堂成才者亦稀少，传之于世的经验医书也是五花八门。究其根源，是生理、病理、药理相互融合缺项。中医的未来，一定是生理、病理、药理及其诊治方法可模仿、可复制、可传承的标准化医学方向。

　　药味拣选须对证，中药没有贵贱之分，世上没有一个方剂通治百病的神方，没有一味药是通治百病的灵丹妙药。中医的方法叫辨证施治，药证相应。药与证对，普普通通的几味中草药能起沉疴，药不对证，名贵稀缺药也救不了命，甚至害命。真正的保健品是一日三餐、粗茶淡饭。医学的药物治疗均属于辅助治疗，唯有人体自我修复能力，才是大自然赐予的、与生俱来的、保守生命的大医生，药物治疗只是充当了这个大医生助手角色。因此，切不可迷信药物和依赖药物，保守生命要依靠自己的修为。饮食、睡眠、作息规律，饥、渴、冷、暖生理应答响应，谧静心态的身心守护，外在感知行为与人体内在的生理相互呼应，阴阳和合，互为一体，这就是生命文化自觉，这种生命文化自觉，才是健康之本，长寿之基。

附 2：治疗肺癌循经用药探寻

肺癌是肿瘤种群中的常见病症。以往治疗肺癌常用灭活癌细胞的方法，其实应当采用扶助正气，正本清源的方法。癌症是细胞变异的产物。为什么会发生细胞变异呢？原因众说纷纭，有的说是由空气污染，有毒有害食品造成的，有的说肺癌与吸烟有直接关系，有的说现代社会发展进步，人的寿命延长了，年龄大的人群增加了，老年人细胞新陈代谢多有异常，癌症患者人数增加。其实也不然。肿瘤癌变的发生与内分泌失调，气血阴阳失和，免疫能力低下直接相关。世间任何事物的存在与消亡，内因是质量变化的主因，外因仅是量变的基数。"正气存内，邪不可干"，这是人体疾病发生与否的一条普遍规律。

关于癌症发生的病理、生理。人体细胞新陈代谢是生理机能按照生化规律自行演化的结果。脑干中枢神经内分泌激素种类中，唯有生长激素一直分泌到人的生命终止，它调节和保持人体细胞生长发育与新陈代谢，促甲状腺激素也影响细胞新陈代谢。除此之外，促肾上腺皮质激素、褪黑激素、抗利尿剂素以及性腺激素、胰腺激素、胃肠激素等，主要的作用是调节人体脏腑生理机能。它们都与人体细胞新陈代谢有关。此外，脏腑自主神经受脑干中枢调节，如警醒信号与褪黑激素对正负交感交感神经的调节作用。诸多脑干内分泌激素通过下丘脑垂体连通释放到血液中，参与人体血液循环与细胞新陈代谢。脑干神经内分泌激素，一是受生理自行监控调节，一是受人的情绪刺激神经递质调控。人的悲哀、忧郁、郁闷、紧张、惊恐等情绪所产生神经递质，可导致内分泌失调，直接影响脏腑机能与细胞新陈代谢，使原有的炎症细胞发生新陈代谢变异，中医把这个病理称作为"内分泌失调，卫气营血阴阳失和"。医学证实，人体细胞新陈代谢过程中发生细胞变异，人人都有且经常发生。问题在于细胞发生变异了，是否能够及时将其清除掉，还是任其集聚增长，生长为肿瘤。这是问题的关键所在。如果免疫能力足够强大，细胞变异产生的癌细胞就会被及时地清理掉；如果免疫能力低下，任凭癌细胞泛滥，就会生长出肿瘤组织。问题的关键在于人体免疫能力的强弱。

人体免疫能力来源于身体内部卫气营血阴阳平和。卫气指人体脑干中枢神经调控机能通过神经内分泌、自主神经调节产生效能，它是护卫人体机能自运行的能量。营血是指在卫气引领下脏腑营血周循环的生化运动产物。在人体脏腑营血周循环的运动中，在肾髓质作用下，骨髓造血干细胞会源源不断地孕育出血液细胞和淋巴细胞幼子，血液细胞中的粒细胞、吞噬细胞会经脾脏孵育成熟的淋巴细胞，成为人体免疫系统的生力军。免疫能力强大的体质足能抵御外来病毒的侵袭，吞噬体内的毒素，清理掉变异的癌细胞。为什么有一些人免疫力低下呢？这个问题很关键，关系到正本清源，关系到对肿瘤癌症的有效医治。

人体免疫力低下，关键有两个生理病理：一个是肾与命门阴阳失和，肾髓质激素缺失，骨髓造血干细胞失养，白细胞孕育能力不足。其中的本质问题是不良情绪干扰了内分泌调节，或者是不良生活习惯造成脑干神经疲惫，降低了内分泌水平，称为命门火衰，肾阳虚。另一个是脾湿滞运。其中的主因，或者是不良情绪造成心包三焦瘀阻，影响脾脏的固摄与分解能力，或者是不良情绪造成肝瘀气滞，脾脏分解的血资源不能被肝脏吸收合成代谢，产生脾湿瘀阻。脾湿滞运或脾湿瘀阻的后果很严重，直接影响到淋巴系统的疏运功能，淋巴细胞缺失，将会大大降低人体免疫力。

根据上述分析，我们可以找到治疗癌症的基本方法：①调理命门内分泌失调。②理顺肾与命门阴阳失衡。③调理肝脾肾中间代谢。④疏通心包三焦气血微循环。

下面对肺癌治疗，做循经用药演示。

肺癌。

证为心包三焦瘀阻，命门火衰

治疗方法：①调理命门内分泌失调。②理顺肾与命门阴阳失衡。③调理肝脾肾中间代谢。④疏通心包三焦气血微循环。

药味选择：①调理命门内分泌失调。用海藻、甘草、全蝎、蜈蚣。②理顺肾与命门阴阳失衡。用枸杞子、菟丝子、补骨脂、淫羊藿。③调理肝脾肾中间代谢。用苍术、香附、土茯苓、白芍、牛膝、木瓜。④疏通心包三焦气血微循环。用党参、黄芪、麦门冬、当归尾、桔梗、升麻、川芎、赤芍、桃仁、红花。

循经用药主体思路

治疗肺癌以软坚祛邪，清除癌细胞，防止癌细胞扩散，与增强免疫能力，理顺脏腑营血周循环，疏通心包三焦气血微循环双管齐下。一方面遏制病邪，一方面强化体质。采取的治疗方法：①调理命门内分泌失调。用海藻、甘草、全蝎、蜈蚣，这是山西名医李可先生（20世纪60年代师承赵静庵老师）治疗肿瘤的"藻甘汤"方剂。海藻、甘草，是药物禁忌"十八反"的一对反药，两味反药施用，具有较强烈的软坚祛邪的荡涤作用。全蝎、蜈蚣止痉散，具有刺激脑中枢，调节神经内分泌失调的迅捷能力。②理顺肾与命门阴阳失衡。用枸杞子、菟丝子、补骨脂、淫羊藿四味组合，是名医李可先生命名的"肾四味"，对于阳病治阴，理顺肾与命门阴阳平衡具有明显疗效，体质虚弱，免疫低下的患者，尤其适用。③调理肝脾肾中间代谢。用苍术、香附，能增强脾胃运化能力。土茯苓，既能软坚化湿，又能祛除血液及癌细胞毒素。用白芍、牛膝、木瓜能滋补肝肾，有效增强肝脾肾中间代谢运化。④疏通心包三焦气血微循环。用党参、黄芪、麦门冬，升脉饮成方，对于祛除心肺郁火，提升心肺血液循环有显著功效；用当归尾、桔梗、升麻三味，与升脉饮相合，异曲同工，有效驱除肺细胞郁毒；用川芎、赤芍、桃仁、红花，能开通心包三焦经络，凉血活血化瘀。

笔者用这个循经用药方法，治疗了两例肺癌患者。两个患者都是肺癌晚期。一位是男性患者，57岁，先患脑血栓，后来又检查出晚期肺癌，医生预判，大约能生存半年。笔者把这副药制成药粉，以连服三个月为一个疗程，半年后，其气色润泽，体力明显增强，能走一公里左右到超市购物。这样，生存了两年时间。后来，因家事纠葛，情绪不稳定，病情复发而亡，享年59岁。一位是女性患者，72岁，是笔者下乡生产队刘会计的老伴，那一年笔者回乡给故友送葬，顺便到他家里串门，没曾想，往常开朗大方，愿说愿笑的刘嫂，卧在了病床上，瘦弱无语，面色萎暗，气息奄奄，已是肺癌晚期，大夫告之能生存三个月，让回家静养。笔者把治疗肺癌的方剂用微信传给其女儿，服用了一个疗程后，患者病情见轻。第二年，患者已能下地摘菜了，还能到乡里赶集。再后来，没有音信，不知道其病情恢复的情况了。总之，笔者感觉，治疗癌症用毒药攻伐肯定不行，明明体质差，免疫力低下，攻伐的结果会导致正气更虚，癌扩散更加猖獗，结果必然是事与愿违，适得其反。正确治疗癌症的方法，应当是扶助正气，正本清源。

附3：试解析王清任方剂

近200年来，自王清任的《医林改错》经典医著问世以来一直经久不衰，不仅因为这部医学著作开创了传统医学与生理、病理融合的先河，更是因为书中诸多方剂的灵验。笔者二十多年前曾有用"身痛逐瘀汤"治愈右臂风寒的亲身体验，也有用"补阳还五汤"为基础方，明显改善脑血栓后遗症的案例，因此，对王氏名方深深喜爱。

王清任在书中自序中坦言："记脏腑后，兼记数症，不过示人以规矩，令人知外感内伤，伤人何物，有余不足是何形状。"大师所指，是让后学精研人体病理生理，"知其内者，若神"，而不是机械呆板地依照他的方剂，有是症，用是药，依葫芦画瓢。笔者近些年来，对王清任方剂在药理、病理、生理相融合方面潜心学习研究，得到一点心得，下面把其中的身痛逐瘀汤，补阳还五汤的学习体会整理出来，与同道分享，谨供参考。

一、身痛逐瘀汤的解析

《医林改错》中的身痛逐瘀汤方剂专治风寒痹证，王氏认为风寒痹证由瘀血所致。若采用"逐风寒，去湿热，已凝之血，更不能活。如水遇风寒，凝结成冰，冰成风寒已散。"冰凝结，这个时候风寒已散，再从逐风寒，祛湿热下手，不会有疗效。那么，治疗风寒痹证应当从哪里下手呢？从身痛逐瘀汤12味药方剂的药味组成可以得知，王氏治疗风寒痹证的方法是调节命门内分泌，增强肝脾肾中间代谢运化功能，唯有人体脏腑气血运化充足，治疗风寒血瘀痹证可应手而解。

身痛逐瘀汤方剂的组成：秦艽3克，川芎6克，桃仁9克，红花9克，甘草6克，羌活3克，没药6克，当归9克，五灵脂6克炒，香附3克，牛膝9克，地龙6克去土。其中秦艽味苦辛，性微寒，入胆经。通过苦、辛、寒的药性，祛除胆经郁热，恢复肝胆阴阳平衡以及胰脏酶素胰岛素的生化平衡。羌活味辛苦，性温，入膀胱太阳经。羌活是太阳经引经药，祛除命门游风，有助恢复下丘脑—垂体—肾上腺轴内分泌调节功能，以利于主一身表气。香附味辛苦，性平，入肝经，功在行气开郁。肝胆失衡，胆经郁热，必引起肝瘀气滞，用香附行气开郁，题中应有之义。牛膝、地龙，入肝肾脾经，通经活络，引血下行，助于提升肝脾肾胰中间代谢。川芎味辛，性温，入肝胆心包经，它是调理心包三焦经络，助于三焦气血微循环的一味主药。当归味甘辛，性温，入心肝脾经，用于心肝脾补血养血，甘温活血。没药、五灵脂，入肝脾经，行气散瘀，活血止痛。桃仁、红花，入心肝经，活血通经，辅助上述诸药，祛瘀止痛。甘草味甘，性平，在本方剂中发挥调和气血阴阳平衡，补中益气的作用。

从身痛逐瘀汤组合方剂中可以看到，王清任治疗风寒血瘀痹证，没有从逐风寒，祛湿热下手，而是抓住核心症结，认证为阳经病，肝胆、肾膀胱阴阳失调。从人体生理机能看，只要脏腑中间代谢生化能力增强，三焦气血微循环通畅，风寒痹证可解。人体气血一经旺盛起来，如同开江之水，寒冬凝结冰面，随滔滔江水而化消矣。"明此义，治痹证何难"。笔者2000年伏夏，因气候焖热，每天晚饭后，光脊背靠墙看电视，墙壁阴凉感觉很惬意。中秋一过，气温转凉，整条右臂痛不能举，先是针灸，无任何缓解，用西药止痛亦无疗效。笔者抱着试试看的想法，按照《医林改错》中身痛逐瘀汤方剂照单抓药，煎煮一副药温服，服后右臂有了明显的温通感应，即可渐渐举起，三天服用三剂，痊愈。转过年来，进入春夏交接之际，气温一变，右臂又痛不能举，又照单抓药继服三副，痊愈，之后未犯。

悉心察验，王清任的身痛逐瘀汤在人体病理生理方面有着很清晰的医学逻辑。人患病，先是体内气血阴阳失衡，遇风寒暑湿燥火等外因侵袭，遂出现症状。以风寒痹证为例，"凡肩痛、臂痛、腰痛、腿痛或周身疼痛，总名为痹证"。痹证是怎样形成的呢？病根是命门内分泌失调。命门火衰导致阳气生化不足，或不良情绪导致命门内分泌调节失衡。肾与命门阴阳失衡是疾病发生的根源。元气生化不足或阳气生化失偏，必然导致肝胆合成代谢，肾脏血液净化，脾脏血液固摄分解，胰酶素、胰液、胰岛素综合生化调节能力下降或失偏，形成中间代谢综合征。在这个体质下，营卫失和，偶遇风寒侵袭，风寒侵入命门风府穴，卫气循环受阻，经络失衡，阻于大肠经，肩臂痛不能举，阻于心包经络，三焦气血微循环瘀阻，四肢脏腑内外周身疼痛。如果阻于大阳经，则出现腰痛腿痛。综合判断，证为阳经病，它是由大阳经命门内分泌失调所导致。身痛逐瘀汤循经用药方法：先用羌活，命门大阳经的引经药祛除游风，再用秦艽，除肝胆湿热，再用香附行气开郁，川芎疏通心包三焦气血微循环。选用当归、地龙、没药、灵脂，用于化瘀行血养血止痛，选用牛膝，增强肝脾肾运化，再加桃仁、红花、甘草，活血化瘀，补中益气。采取这样的施治方法，使肾与命门，肝胆脾胰中间代谢系统恢复阴阳平衡，营卫和合，气血畅通，瘀血得化，"凡肩痛、臂痛、腰痛、腿痛或周身疼痛"，应十二经络气血运行通畅而解。学习掌握身痛逐瘀汤的药证相应方法，最为关键的施治前提是认证，唯有认证准确，药证相应，才有取得预期疗效。而认证准确的基本功是熟悉掌握人体疾病所显现的病理生理。"记脏腑后，兼记数症，不过示人以规矩，令人知外感内伤，伤人何物，有余不足是何形状"。由此不难看出王清任大师的良苦用心。

二、补阳还五汤的解析

《医林改错》中的补阳还五汤，所治症状："半身不遂，口眼歪斜，语言謇涩，口角流涎，大便干燥，小便频数，遗尿不禁"。王氏强调，补阳还五汤是治疗痿证的方剂，不可用于治痹证。痹证是疼痛日久，痿证是两腿不动，始终无疼痛之苦，两证辨识不可混淆。补阳还五汤，重在补阳，入表实卫，阳气得补，五脏营卫气血得以恢复常规运营。由此可明确，王清任的补阳还五汤治疗的是脑血栓及其脑血栓后遗症的痿证。

补阳还五汤，药物比重悬殊，共计7味药物：黄芪200克（生），归尾6克，赤芍4.5克，地龙3克（去土），川芎3克，桃仁3克，红花3克。在这副汤剂中，黄芪重达200克，其他6味药物的比重微乎其微。配伍用意，入表实卫，大补阳气，重用黄芪。黄芪，味甘，性温，入肺脾手足太阴。《本草求真》曰:黄芪"入肺补气，入表实卫，为补气之药之最，是以有耆之称。"《本草便读》曰:"黄芪善达表益卫，自然生津生血，以营卫气血太和，自无瘀滞耳。"黄芪用药的禁忌提示，《药品化义》曰:"若气有余，表邪旺，腠理实，三焦火动，宜断戒之。"《中药大辞典》:"阴虚阳亢者均慎服。"《本草汇纂》曰:"反藜芦，畏五灵脂，防风。"其他6味药中，当归，味甘辛，性温，入心肝脾经。"凡血虚血亏，皆宜用之"，当归尾，补气益肾纳气。本方剂选用当归尾，即能协同黄芪补气，同时又能制衡黄芪药性缺陷。方中赤芍，味苦，性微寒，入肝经，善凉血活血化瘀，但是赤芍的药性散而不补，既不补血也不补气，只是发挥其活血化瘀的作用。地龙，味咸，性寒，入肝脾膀胱经，祛风清热通络，善治气虚血瘀之半身不遂。川芎是疏通心包三焦气血微循环的首选要药。桃仁、红花，入心肝经，协同黄芪补气的同时，发挥二味活血化瘀功效。补阳还五汤方剂主旨鲜明，重用黄芪，入表实卫，大补阳气。精微伍用其他6味，入表实卫的同时，佐以活血凉血通络，益气化瘀。治疗脑血栓及脑血栓后遗症之痿证的精髓是补气，入表实卫。如果把重用黄芪入表实卫的病理弄清楚了，治疗脑血栓及脑血栓后遗症的医学方法也就通顺了。

关于脑血栓形成的病理，是心脑血管硬化老化，血管细胞新陈代谢失能，血管壁斑块不能自行代谢消解，斑块阻滞了心脑功能，形成心脑血管疾病。但是细细察验，弄清楚血管堵塞的病理就不是一件简单的事情了。

补阳还五汤主药是黄芪，黄芪"入肺补气，入表实卫，为补气之药之最"。补气，说明卫气出现问题，解决方法叫"入表实卫"。表，指体表，肺主皮毛，肺主人体皮毛上焦新陈代谢。卫，指卫气，卫气在人体昼夜循环五十周，"昼行于表，夜归太阴""太阳经主一身表气"。现代医学解释，人体脑干下丘脑—垂体—肾上腺轴，命门内分泌及脏腑自主神经，既主导着人体脏腑十二经络的气血阴阳平衡调节，又主导着脏腑十二经络昼夜运行五十周，这个生理机能被传统医学称之为卫。它护卫着三焦气血微循环新陈代谢。如果人体三焦气血微循环缺失了内分泌的气化反应，脏腑自主神经紊乱，气血虚弱，代谢紊乱，血管壁斑块堵塞就会愈加严重，就会产生心脑血管疾病。黄芪的主要功效就是应急解决卫气的虚弱，三焦气血微循环代谢紊乱，传统医学将其功效概括为"入表实卫"。

详细说来，脑血栓的基础病理是中间代谢综合征。或是情绪郁闷长期劳累，或是房事过度奢食酒肉，或是耽于娱乐昼夜颠倒，造成脑干神经细胞极度疲惫，命门神经内分泌调节失衡，脏腑自主神经失调，脏腑十二经络运行紊乱。肝肾脾胰等脏器官因元气失缺而生化代谢功能下降，逐渐形成三高体征，形成中间代谢综合征。人们习惯认为，血管是血液循环的管道，没有引起对血管功能的高度重视，其实不然，血管细胞新陈代谢是与其他组织器官一样的，它不仅是由神经内分泌所调节的生命器官，具有伸张收缩的生理功能，并且通过代谢，能够自行清理血管壁的附着物，随静脉血液疏运被排出体外。如果命门元气失缺了，血管细胞缺少元气生化，阴阳失和，就会造成大量的血管细胞神经元衰亡，部分血管组织就会硬化老化，血管壁的积聚斑块也就无能力自行消除了，最终成为了心脑血管急症。王清任特别强调，重用黄芪所治疗的是肢体无力不能动，但又不疼痛的痿证，不可与疼痛日久的风寒湿痹证相混淆。前者在于命门神经内分泌的调节能力不足，卫气不足，为黄芪所治之证；后者属于肾与命门，肝与胆的阴阳失和，内分泌调节失衡，不是黄芪所治之证。在清代之前，曾盛行服用黄芪养生之风，无缘无故死亡者有许多，人们畏黄芪如虎，其实黄芪药物有很大的偏性，对证可救人于危难，错证可危及性命。从对补阳还五汤的分析得知，重用黄芪"入表实卫"，实质上是发挥了黄芪可增强命门神经内分泌调节功能的作用，与此同时，选用其他6味精微药品，配合增强中间代谢与增强三焦气血微循环，使瘀阻的脑血栓斑块得到有效化解。为什么补阳还五汤的其他6味药物异常精微？这是因为无气无力，脏腑功能已经相当虚弱，经不起大量的活血化瘀药物戕伐，只能精微平衡调治，主要是重要黄芪，从应急激发命门神经内分泌调节入手，重在发挥神经内分泌调节的功效。

笔者曾以补阳还五汤为基础方，调治了几个脑血栓后遗症的患者，预期效果很好。这几位脑血栓后遗症患者年岁较大，症状反应是行走无力，口角流涎，疲惫。主要是肝脾肾中间代谢能力弱，命门神经内分泌调节能力短缺。缺气少力，气血两亏。为此笔者以补阳还五汤为基础方，黄芪由原方200克调为30克，红花由原方3克调为5克，其他5味药物按2倍增量。复方在肾与命门阴阳平衡，肝脾胰相互协同上用力，增加了当代名医李可的"肾四味"，即菟丝子、补骨脂、枸杞子、淫羊藿，增加了大黑蚂蚁、茯苓、白芍、牛膝、木瓜，用于调理肝脾肾中间代谢。将上述药品研成粉面，每日早晚各服4~5克。一般服用半个月左右，脑血栓后遗症的症状均有明显改善。对于脑血栓半身不遂的患者，没有接手治疗案例，这样的患者因耽误了黄金救治期，已经造成了脑神经元部分坏死。正如王清任所描述的："胳膊曲而搬不直，脚孤拐骨向外倒，哑不能言一字，皆不能愈之症"。

结束语

本书前六章揭示中医学基础原理，第七章至第八章是药证相应，循经用药方法举例。全书采取了用人体生理、病理诠释中医原理的中西医融合方法，以新的医学逻辑思维，全面贯穿于药证相应的中医诊治之中。按照人体营卫气血、经络、病因、病机、认证、循经用药为编述纲目，意图通过这个顺序来展现药证相应的医学方法。

本书编撰的几个特点：

1.人体脏腑营血周循环

它是人体神经与脏腑的有机一体的生理结构。《黄帝内经》在人体神经脏腑为一体的概要表述中说，卫气营血"营周不休，阴阳相贯，如环无端""出入废则神机化灭，升降息则气立孤危"。经文所描述的就是人体脏腑营血周循环的生理。它表明了这样一个医学原理：当人体三焦气血微循环新陈代谢停止，卫气营血生化也就停止了。当人体脏腑营血周循环的机能减弱，无阴不生，无阳不长，卫气营血的生化也就因孤立而岌岌可危了。本书揭示的人体脏腑营血周循环，就是建立在这个医学原理基础上。

2.药证相应，循经用药

证，来自于脏腑十二经络阴阳失偏的准确诊断；药，用于调节阴阳失偏，以平为期。药证相应，采取的基本方法是循经用药。如何循经用药？以观察脏腑营血周循环过程中气血阴阳失偏的机能反应为坐标，采取阴阳平衡，以平为期的治疗。本书摈弃了金、木、水、火、土五脏相生相克的诊治方法，因为它违背了人体病理生理的真实。

3.循经用药方法演示

本书只作循经用药方法演示，不开列具体药量方剂。这是因为每个患者的病情、病因、病程、病机、体质都不一样，用一个药量方剂治疗众多人的同一种疾病，违背医学真实。至于临床拣选的配伍药味，各味药的药量，应依据认证来酌定，这需要临床习练功夫，非得有真实的心得体验才行，是书本里教不出来的。如果列出具体的药量方剂，将会有误医、误病之患。

4.用药普通

本书列出的药味都是普通的药物。至于大毒性的药物，偏热偏寒的药物，易引发细胞变异致癌的药物，都没有选用。拣选的药味以畅通脏腑营血周循环为用，悉数经本人品尝体验。笔者深知，医者救人，须怀爱人如己悯人之心。

参考文献

[1]天津科学技术出版社.袖珍中医四部经典[M].天津：天津科学技术出版社，1986.

[2]刘更生.中医必背红宝书[M].北京：中国中医药出版社，2010.

[3]范少光，汤浩.人体生理学[M].3版.北京：北京大学医学出版社，2005.

[4]王建枝，殷莲华.病理生理学[M].8版.北京：人民卫生出版社，2013.

[5]韩秋生，徐国成，霍琨.人体解剖图谱[M].沈阳：辽宁科学技术出版社，2003.

[6]（清）郑寿全著，于永敏，刘小平校.明清中医临证小丛书.医法圆通[M].北京：中国中医药出版社，1993.

[7]（晋）王叔和.脉经[M].北京：科学技术文献出版社，1996.

[8]（清）张璐著，张成博，欧阳兵点校.诊宗三昧[M].天津：天津科学技术出版社，1999.

[9]（清）叶天士.经典医学名著.临证指南医案[M].上海：第二军医大学出版社，2006.

[10]（清）沈穆撰，张成博等校注.本草洞诠[M].北京：中国中医药出版社，2016.

[11]宋永刚.临证本草讲读：一位二十年临床工作者的中药学讲稿[M].北京：中国中医药出版社，2014.

[12]陈大舜.中医各家学说.全国高等中医院校函授教材[M].湖南：湖南科学技术出版社，1985.

[13]张克义，赵乃才.临证药物不良反应大典[M].沈阳：辽宁科学技术出版社，2001.

[14]南京中医药大学.中药大辞典[M].2版.上海：上海科学技术出版社，

2006.

[15]李克绍.中药讲习手记[M].北京：中国医药科技出版社，2012.

[16]王焕华.中药趣话[M].天津：百花文艺出版社，2003.

[17]岳桂华，王江河.名老中医用药心得（1—4辑）[M].2版.北京：人民
  军医出版社，2016.

[18]祝谌予.施今墨临床经验集[M].北京：人民卫生出版社，2005.

[19]李可.李可老中医急症疑难病经验专辑[M].太原：山西科学技术出版
  社，2002.